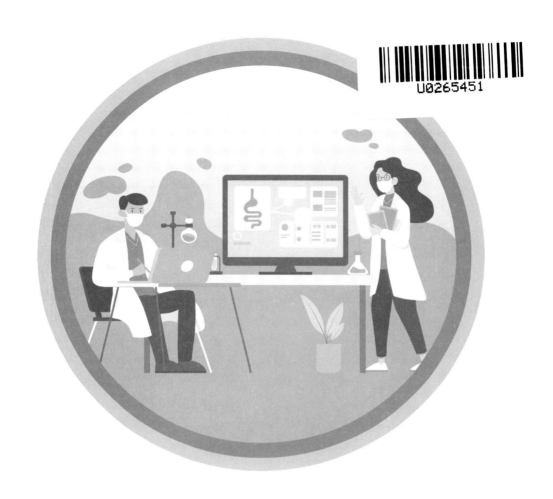

主编 ◎ 印义琼

减重代谢外科护理要点

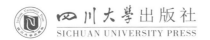

四川大学出版社
SICHUAN UNIVERSITY PRESS

图书在版编目（CIP）数据

减重代谢外科护理要点 / 印义琼主编 . -- 成都 ：
四川大学出版社，2024.6
（专业护理系列丛书）
ISBN 978-7-5690-6905-1

Ⅰ．①减… Ⅱ．①印… Ⅲ．①肥胖病－代谢病－外科
学－护理学 Ⅳ．① R473.6

中国国家版本馆 CIP 数据核字（2024）第 103943 号

书　　　名：减重代谢外科护理要点
　　　　　　Jianzhong Daixie Waike Huli Yaodian
主　　　编：印义琼
丛 书 名：专业护理系列丛书

选题策划：张　澄　许　奕
责任编辑：倪德君
责任校对：张　澄
装帧设计：裴菊红
责任印制：李金兰

出版发行：四川大学出版社有限责任公司
　　　　　地址：成都市一环路南一段 24 号（610065）
　　　　　电话：（028）85408311（发行部）、85400276（总编室）
　　　　　电子邮箱：scupress@vip.163.com
　　　　　网址：https://press.scu.edu.cn
印前制作：四川胜翔数码印务设计有限公司
印刷装订：成都市川侨印务有限公司

成品尺寸：170mm×240mm
印　　张：9
字　　数：164 千字

版　　次：2024 年 10 月 第 1 版
印　　次：2024 年 10 月 第 1 次印刷
定　　价：45.00 元

扫码获取数字资源

四川大学出版社
微信公众号

编委会

目　录

第一章 肥胖症与代谢病相关概念及流行病学特征

第一节 肥胖症与代谢综合征概述

世界卫生组织（WHO）将肥胖症与高血压、糖尿病、支气管哮喘等 10 种常见的疾病列为十大慢性疾病。肥胖症作为一种慢性疾病，常常合并脂肪肝、血脂异常、糖尿病、高血压、高尿酸血症、阻塞型睡眠呼吸暂停综合征（Obstructive sleep apnea hypopnea syndrome，OSAS）等疾病，严重威胁着人类的健康。超重和肥胖问题一度被认为仅限于高收入国家，而如今在低收入和中等收入国家，尤其在城市环境中，发病率亦呈急剧上升的趋势。

一、肥胖症与代谢综合征相关概念

肥胖症指体内脂肪堆积过多或分布异常、体重增加，是包括遗传和环境因素在内的多种因素相互作用所引起的慢性代谢性疾病的总称。肥胖症主要包括 3 个特征：脂肪细胞的数量增多、体脂分布失调及局部脂肪沉积。

按发病机制及病因，肥胖症可分为单纯性肥胖症和继发性肥胖症两大类。单纯性肥胖症又称原发性肥胖症，占肥胖总人数的 95％以上，无明显内分泌、代谢病病因。其根据发病年龄和脂肪组织病理又可分为体质性肥胖症（幼年起病性肥胖症）和获得性肥胖症（成年起病性肥胖症）。而继发性肥胖症指继发于神经-内分泌-代谢紊乱的肥胖症，病因有内分泌疾病、药物、遗传综合征、单基因突变等。

代谢综合征（Metabolic syndrome，MS）指人体的蛋白质、脂肪、碳水化合物等物质发生代谢紊乱的病理状态，是一组复杂的代谢紊乱症候群。代谢综合征是由主要危险因素、生活方式因素及新出现的突发危险因素相互影响所产生的一种复合性疾病，包括中心型肥胖、糖耐量减低、高胰岛素血症、高血压、致动脉硬化的脂代谢异常、高游离脂肪酸血症、高尿酸血症及血栓前血液状态。

代谢综合征诊断标准：根据中华医学会糖尿病学分会诊断标准，具备以下5项中的3项及以上可诊断为代谢综合征。

1）腹型肥胖（即中心型肥胖），男性腰围≥90cm，女性腰围≥85cm。

2）高血糖：空腹血糖≥6.1mmol/L 或口服葡萄糖耐量试验（Oral glucose tolerance test，OGTT）2 小时血糖≥7.8mmol/L 和（或）已确诊为糖尿病并治疗者。

3）高血压：血压≥130/85mmHg 和（或）已确诊为高血压并治疗者。

4）空腹甘油三酯（Triglyceride，TG）≥1.70mmol/L。

5）空腹高密度脂蛋白胆固醇（High density lipoprotein cholesterol，HDL－C）<1.04mmol/L。

肥胖是代谢综合征的重要诱因，代谢综合征也可加重肥胖，二者互为因素，互相影响。代谢综合征的重要机制是胰岛素抵抗，而肥胖又是胰岛素抵抗的重要诱因，所以控制肥胖和减重手术是治疗代谢综合征的基本方法。

二、代谢综合征的临床表现

（一）肥胖

肥胖不仅是代谢综合征的主要表现，而且是代谢综合征中其他组分的危险因素。第三次美国国家健康与营养调查结果显示，5％的正常体重人群、22％的超重人群和60％的肥胖症患者存在代谢综合征。腹型肥胖者代谢综合征的表现更为明显，常常伴有更严重的胰岛素抵抗，同时腹型肥胖也是 2 型糖尿病患者最常见的体格特征，其发生心脏病、高血压、血脂异常和非酒精性脂肪性肝病的风险均有所增加。

（二）胰岛素抵抗

胰岛素抵抗贯穿代谢综合征发展的全过程，也是 2 型糖尿病最早的生物化学特征。胰岛素抵抗指机体对正常浓度胰岛素的生物反应低于正常水平。胰岛素抵抗表现多种多样，典型表现为尽管胰岛素水平高，却仍存在高血糖。

（三）糖代谢异常

糖代谢异常是代谢综合征的重要表现，包括糖耐量减低、空腹血糖受损。糖耐量减低指空腹血糖<7.0mmol/L，OGTT 2 小时血糖为 7.8～11.1mmol/L。空腹血糖受损指空腹血糖为 5.6～7.0mmol/L，OGTT 2 小时血糖在正常范围内。

（四）高血压

代谢综合征患者中血压异常的发病率明显升高，体重增加是高血压的主要危险因素。

（五）脂代谢紊乱

脂代谢紊乱常与肥胖症、糖尿病及高血压相伴随。胰岛素抵抗导致动脉粥样硬化的脂代谢异常也很常见，特征为甘油三酯水平升高、高密度脂蛋白胆固醇水平降低或低密度脂蛋白胆固醇（Low density lipoprotein cholesterol，LDL-C）水平升高、蛋白脂酶活力下降，而极低密度脂蛋白胆固醇（Very low density lipoprotein cholesterol，VLDL-C）水平升高。

（六）非酒精性脂肪性肝病

非酒精性脂肪性肝病指除外酒精和其他明确的损伤肝脏因素所致的、以弥漫性肝细胞大疱性脂肪变为主要特征的临床病理综合征，包括单纯性脂肪肝，以及由其演变的脂肪性肝炎及其相关肝硬化和肝细胞癌。非酒精性脂肪性肝病与胰岛素抵抗和遗传易感性密切相关，是代谢综合征在肝脏的代谢表现。

（七）阻塞型睡眠呼吸暂停综合征

表现为夜间睡眠过程中打鼾且鼾声不规律，呼吸及睡眠节律紊乱，反复出现呼吸暂停及觉醒、白天嗜睡、注意力分散、夜尿增多等症状。阻塞型睡眠呼吸暂停综合征与代谢综合征关系密切。

（八）其他症状

代谢综合征的其他症状还包括慢性肾病、高尿酸血症及痛风。高尿酸血症及痛风也是动脉粥样硬化及冠心病的独立危险因素，与肥胖症、高血压、脂代谢紊乱等代谢综合征的许多组成部分密切相关。

三、肥胖症的原因

（一）遗传因素

遗传因素在肥胖症的发生、发展中起着重要作用，常有明显的家族聚集性。目前肥胖症遗传机制尚未完全明确，但已被证实部分人体基因与肥胖症有相关性。

1）单基因异常：极少数肥胖症属单基因肥胖症，表现特点是早发性极度肥胖。目前已经发现了导致单基因肥胖症的 10 余个主要基因，如黑皮素受体基因、瘦素基因、瘦素受体基因、PTEN 基因等。

2）多基因异常：绝大多数肥胖症是由多个基因共同作用所致的代谢性疾病，目前已发现 500 余个与肥胖症相关的基因位点。

（二）环境因素

1）膳食：当摄入能量超过消耗能量时，能量除以肝糖原、肌糖原形式储存外，其余几乎全部转化为脂肪储存在体内，这便是肥胖症发生的基础。长期摄入高热量、高脂肪、高糖食物，引发能量过剩，是导致肥胖症的主要原因之一。

2）体力活动量不足：随着社会工业化、机械化的发展，居民体力活动量逐渐减少，多以机械工具代替人力劳动。

3）社会文化因素：互联网的发展与智能手机的普及，为人们提供了"足不出户，一屏看世界"的娱乐方式，导致长期久坐、缺乏锻炼、机体运动量不足。

（三）生活行为因素

吸烟、酗酒等因素也与肥胖症的发生密切相关。吸烟人群发生肥胖症的概率高于非吸烟人群，并且吸烟人群更易形成腹型肥胖。长期大量饮酒也会增加肥胖症发生的风险，酒精的热量远高于碳水化合物，1g 酒精的热量是 7kcal，仅次于脂肪。同时喝酒还会减弱脂肪燃烧提供能量的作用。人体内可以储存许多的营养物质，如蛋白质、碳水化合物、脂肪等，但无法储存酒精。因此机体会想法排出它们，并且此作用在所有消化过程中占优势，其他物质的消耗（如脂肪燃烧、营养物质吸收）则会暂时中止。

（四）其他因素

1）心理因素：贪吃心理是部分肥胖症患者难以控制的一种心理状态，受心理因素的影响，出现不规律饮食和暴饮暴食。

2）药物因素：长期服用糖皮质激素、抗精神病类药物等影响机体内分泌和能量代谢的药物，也可导致肥胖症。

第二节　肥胖症的流行病学特征

一、肥胖症流行现状

随着社会经济发展和物质生活水平的不断提升，人们的生活方式、饮食结构发生了巨大的改变，体力劳动强度普遍下降，近年来肥胖症的发病率在全球范围内呈上升趋势，全世界超重和肥胖的成年人超过 21 亿，成为当今重大的公共卫生问题之一。肥胖症还可伴随或并发代谢性疾病（如糖尿病、痛风、高尿酸血症）、心血管疾病（如高血压、冠心病）、呼吸系统疾病（气短、呼吸困难）、消化道疾病（脂肪肝、胆囊炎）等。

超重与肥胖的定义：身高、体重按照统一标准进行测量后，计算体重指数（Body mass index，BMI）。BMI 在 $24.0 \sim 27.9 kg/m^2$ 为超重，$BMI \geqslant 28 kg/m^2$ 为肥胖。

虽然我国不是肥胖人口比例最高的国家，但由于人口基数较大，已成为全球肥胖人口最多的国家。2020 年国家卫生健康委发布的《中国居民营养与慢性病状况报告（2020 年）》中指出，全国 18 岁及以上成年人超重率和肥胖率分别为 34.3% 和 16.4%（超重肥胖率超过 50%），6~17 岁儿童的超重肥胖率达到了 19%，6 岁以下儿童的超重肥胖率达到 10.4%。而在 2015 年公布的数据中，全国 18 岁及以上成年人超重率为 30.1％，肥胖率为 11.9％；6～17 岁儿童超重率为 9.6％，肥胖率为 6.4％。可以看出 2015—2020 年各年龄组居民超重肥胖率持续上升，超重和肥胖问题不断凸显。

二、肥胖症流行特点

1）总体上看我国肥胖率呈现出不断上升趋势。
2）男性肥胖率高于女性。
3）城市地区肥胖率高于农村地区，富裕地区高于贫穷地区，但是近年来农村地区青少年肥胖率快速增高。
4）中重度肥胖发生率随着年龄增加逐渐增高。

三、肥胖症的危害

（一）影响寿命

肥胖程度与病死率有着密切的关系。随着肥胖程度的上升，病死率会相应上升。以 BMI 作为参考，BMI＞35kg/m² 的人群病死率比正常人群增高 30％～40％，目前有研究数据表明，肥胖症会使人预期寿命缩短 6～7 岁。

（二）肥胖症与糖尿病

2 型糖尿病是因胰岛素作用障碍致高血糖的代谢性疾病，研究表明肥胖症是导致 2 型糖尿病发生的重要危险因素，其中腹型肥胖是导致胰岛素敏感性降低的主要危险因素。有流行病学调查显示，我国成年人平均 BMI 增加 1.8kg/m²，肥胖症发病率增加 8 倍，糖尿病发病率增加 14 倍。糖尿病患者中腹型肥胖比例高达 45.4％。因此，有人将肥胖症与糖尿病看作"姐妹病"。

（三）肥胖症与脂肪肝

脂肪肝是由于脂肪在肝脏中过量堆积所致，当肝脏中的脂肪含量超过 5％时，即可成为脂肪肝。肥胖症是引起脂肪肝的常见原因之一，据相关研究报道，我国有 70％以上的脂肪肝患者存在超重或肥胖。亚洲人群的脂肪肝发病率较高，肥胖症、胰岛素抵抗和血脂异常是脂肪肝的主要危险因素。

（四）肥胖症与多囊卵巢综合征

多囊卵巢综合征（Polycystic ovarian syndrome，PCOS）以排卵障碍、不孕、高雄激素水平、代谢异常及卵巢多囊样改变为临床特征，起病于青春期，是育龄女性常见的内分泌及代谢性疾病。病因不明，临床表现主要为月经紊乱、超重或肥胖、高雄激素性多毛、痤疮、排卵障碍性不孕等。大约有50%的多囊卵巢综合征患者存在超重或者肥胖，肥胖症与胰岛素抵抗密切相关，因而多囊卵巢综合征患者存在胰岛素抵抗也是很常见的。

（五）肥胖症与心血管疾病

高血压发生的原因有环境因素和遗传因素。高血压与肥胖症关系密切，有研究显示，肥胖症患者高血压发病率比非肥胖症患者高1倍左右。体重越重，患高血压的风险越大。

肥胖症患者发生高血压的原因有很多。肥胖症患者的血液总容量增多，心排血量增多，更易发生高血压。肥胖症患者较非肥胖症患者饮食量增多，代谢过程中血液中胰岛素含量较非肥胖症患者升高并刺激交感神经，造成血管收缩，增加血管外周阻力，导致血压升高。高胰岛素血症使肾脏重吸收钠增多，血容量增加，使血压升高。肥胖症合并高血压者更易合并高脂血症及糖尿病等，因而易发生动脉粥样硬化，血液流入血管，而硬化的血管不能正常扩张导致血压升高。

（六）肥胖症与阻塞型睡眠呼吸暂停综合征

肥胖症是阻塞型睡眠呼吸暂停综合征的主要危险因素。流行病学显示，肥胖症患者阻塞型睡眠呼吸暂停综合征发病率是一般人群的15～30倍，约70%的阻塞型睡眠呼吸暂停综合征患者同时伴有肥胖症。肥胖症患者因喉咙附近软组织比普通人要厚且松弛，睡觉时松弛的组织下垂，容易阻塞上呼吸道，导致睡眠时呼吸频繁暂停。肥胖症患者因腹部内脏脂肪堆积，使膈肌上抬，影响横膈运动，使肺下界上移，肺泡有效容积减少，肺活量降低，导致呼吸效率降低，长期则引起阻塞型睡眠呼吸暂停综合征。

（七）肥胖症与高脂血症

高脂血症可加速动脉硬化，动脉是全身器官血液供应的命脉所在，为各组织及器官供氧、供血、提供能量，动脉被硬化的斑块堵塞可造成血栓，危及生命。高脂血症可导致心血管疾病、代谢性疾病（如糖耐量减低、糖尿病），还可导致脂肪肝、胆石症、胰腺炎、高尿酸血症、周围血管病变等。

肥胖症患者最常见的血脂增高的原因为饮食，肥胖症患者摄入的热量往往超过机体正常需要量，且摄入的脂类含量增多，超出机体需要的能量，则会转化为脂肪堆积在体内，最终造成高脂血症。

第二章　肥胖症相关解剖与病理生理

第一节　肥胖症相关解剖

胃（Stomach）是人体最为重要的消化器官，位于膈下，上接食管，下续十二指肠，正常成年人胃容量约为 1500mL，除受纳食物与分泌胃液的作用外，胃还具有内分泌功能。胃的上口为贲门（Cardia），下口为幽门（Pylorus），贲门附近为贲门部（Cardiac part），贲门平面以上向左上方膨出的部分即为胃底（Fundus of stomach），而胃底向下至角切迹处的中间区域则为胃体（Body of stomach），胃体下界与幽门之间的部分为幽门部（Pyloric part），幽门部的大弯侧有一不甚明显的浅沟为中间部，其将幽门部分为幽门管（Pyloric canal）与幽门窦（Pyloric antrum），幽门窦通常位于胃的最低部，胃溃疡与胃癌常见于幽门窦近胃小弯处。胃壁主要由黏膜层、黏膜下层、肌层、浆膜层四层结构组成，其中黏膜层为柱状上皮，上皮向黏膜深部下陷构成胃底腺、贲门腺、幽门腺的大量腺体，这些腺体分泌物混合形成胃液对食物进行化学性消化。幽门处黏膜因覆盖于幽门括约肌表面而形成环形皱襞，称为幽门瓣（Pyloric valve）。肌层主要由三层平滑肌构成，外层呈纵行，中层呈环形，内层呈斜形，以中层最为发达，并在幽门处增厚形成幽门括约肌（Pyloric sphincter）。浆膜层为胃的外膜。临床通常将胃壁四层结构称为全层，将肌层与浆膜层合称为浆肌层。

小肠（Small intestine）是十二指肠（Duodenum）、空肠（Jejunum）、回肠（Ileum）的总称，是人体消化与吸收食物的主要场所，上接幽门与胃相通，下止于回盲瓣，成年人小肠全长 5～7m，是人体消化道最长的组成部分。

十二指肠作为小肠起始段，介于胃与空肠之间，是小肠中长度最短、管径最大、位置最深且最为固定的部分，十二指肠除起始、终末段被腹膜包裹，其余大部分均为腹膜外器官，被腹膜覆盖固定于腹后壁。十二指肠可分为上部（Superior part）、降部（Descending part）、水平部（Horizontal part）、升部（Ascending part）。十二指肠上部起自幽门，移行为降部，上部与降部转折处的弯曲为十二指肠上曲（Superior duodenal flexure）。十二指肠上部近侧与幽门连接部的一段肠管长度约 2.5cm，具有肠壁薄、管径大、黏膜面光滑平坦的特点，临床将其称为十二指肠球（Duodenal bulb），是十二指肠溃疡及穿孔的好发部位。十二指肠降部起自十二指肠上曲，移行为水平部，降部黏膜形成发达的环状襞，其中份后内侧壁有一纵行皱襞称为十二指肠纵襞（Longitudinal fold of duodenum），其下端圆形隆起为十二指肠大乳头（Major duodenal papilla），是肝胰壶腹开口处，大乳头上方 1～2cm 处可见十二指肠小乳头（Minor duodenal papilla），是副胰管的开口部位。十二指肠水平部又称为下部，起自十二指肠下曲（Inferior duodenal flexure），移行于升部，临床通常将十二指肠上部、降部、水平部呈"C"字形部位称为十二指肠窗，肠系膜上动、静脉紧贴此部前面下行，特殊情况下肠系膜上动脉可压迫此部而引起十二指肠梗阻。十二指肠升部长度最短，仅为 2～3cm，起自水平部末端，移行为空肠，十二指肠与空肠转折处弯曲为十二指肠空肠曲（Duodenojejunal flexure），十二指肠空肠曲上后壁被一束肌肉纤维与结缔组织构成的十二指肠悬肌（Suspensory muscle of duodenum）固定于右膈角处，十二指肠悬肌和腹膜皱襞共同构成十二指肠悬韧带（Suspensory ligament of duodenum），又称为 Treitz 韧带，是确定空肠起始段的重要标志。

空肠与回肠上端起自十二指肠空肠曲，下端接续于盲肠，空肠、回肠被肠系膜悬吊于腹后壁，合称系膜小肠。空肠、回肠的形态结构并不完全一致，其变化是逐渐发生的，因此空肠与回肠之间无明显界限，一般将系膜小肠的近侧 2/5 称为空肠，远侧 3/5 称为回肠。从位置上，空肠主要位于左腰区、脐区，而回肠多位于脐区、右腹股沟区及盆腔内，外观上空肠管径相对较大、管壁相对较厚、血管较多，主要呈粉红色，而回肠管径相对较小、管壁较薄、血管较少，因此颜色较浅，呈灰粉色。并且由于肠系膜厚度自上而下逐渐变厚，脂肪含量也越来越高，肠系膜内血管分布存在一定的差异性，但空肠、回肠均具有消化道典型的四层结构。

第二节　肥胖症相关病理生理

消化器官的主要生理功能是对食物进行消化和吸收，为人体提供营养物质、水和电解质，以保证新陈代谢的需要。

消化是指食物在消化道内被分解为可吸收的小分子物质的过程，消化的方式分为机械性消化和化学性消化。机械性消化是通过消化道肌肉的舒缩活动，将食物磨碎，使之与消化液充分混合，并将食物不断地向消化道的远端推送。化学性消化是通过消化腺分泌的消化液完成的。消化液中含有各种消化酶，能分别分解蛋白质、脂肪和糖类等物质，使之成为小分子物质。正常情况下，机械性消化和化学性消化同时进行、紧密联系。

食物被消化后，透过消化道的黏膜进入血液和淋巴循环的过程，称为吸收。消化和吸收是两个相辅相成的过程，而不能被消化和吸收的食物残渣，最终以粪便的形式排出体外。

在整个消化道中，除口、咽、食管上端的肌肉和肛门外括约肌是骨骼肌，其余部分都是平滑肌。消化道通过这些肌肉的舒缩活动，推动食物的前进并对食物进行机械性消化。消化道的运动对于食物的化学性消化和吸收也有促进作用。

神经系统对胃肠功能的调节作用较为复杂，是通过自主神经和胃肠的内在神经两个系统相互协调统一而完成的。神经系统通过两条途径调节消化道功能：①直接作用，包括交感、副交感神经（主要是迷走神经）。②间接作用，包括体液途径即激素或神经内分泌调节。

内在神经系统又称为肠神经系统，由分布于食管至直肠的消化道内的自主神经元和初级、次级、第三级神经纤维组成的神经网络构成。分为：①肌间神经丛，位于纵行肌和环行肌之间，主要调节肠运动。②黏膜下神经丛，位于消化道黏膜下，主要调节胃肠道的分泌和局部的血流量。

外来神经系统包括交感神经和副交感神经。交感神经兴奋时能抑制胃肠活动，减少腺体分泌，其作用途径：①小范围内通过去甲肾上腺素直接抑制平滑肌。②大范围内通过去甲肾上腺素抑制肠神经系统的神经元。副交感神经来自迷走神经和盆神经。兴奋时大多数节后纤维释放乙酰胆碱，引起胃肠运动增强，增加腺体分泌。

人体每天由各种消化腺分泌的消化液总量达 6～8L。消化液主要由有机物、离子和水组成。消化液的主要功能：①稀释食物，使之与血浆的渗透压相等，以利于吸收。②改变消化道内的 pH 值，使之适应消化酶活性的需要。③水解复杂的食物成分，使之便于吸收。④通过分泌黏液、抗体和大量液体，保护消化道黏膜，防止物理性和化学性的损伤。

在胃肠的黏膜层内，不仅存在多种外分泌腺体，还含有多种内分泌细胞，这些细胞分泌的激素统称为胃肠激素。胃肠激素与神经系统一起，共同调节消化器官的运动、分泌和吸收功能。此外，胃肠激素对体内其他器官的活动也具有广泛的影响，可以调节消化腺的分泌和消化道的运动，具有促进胃肠道组织代谢和生长的作用。胃肠激素对其他激素也起到调节作用，如从胃肠释放的抑胃肽有很强的刺激胰岛素分泌的作用。因此，口服葡萄糖比静脉注射相同剂量的葡萄糖，能引起更多的胰岛素分泌。

第三章　肥胖症非外科治疗与护理

第一节　肥胖症药物治疗与护理

一、概述

肥胖症属于内分泌代谢性疾病的一种，对身体健康造成了极大威胁。通常情况下，肥胖症患者还会伴有糖尿病、高血压、冠心病等疾病。在对肥胖症患者进行治疗的时候，可以采取的治疗方法主要有外科治疗、药物治疗、生活方式干预、心理干预、中医外治等。其中，最关键的步骤就是药物治疗。《中国成人超重和肥胖症预防控制指南（试用）》中提到，如果采用生活方式干预不能获得理想效果，即患者体重不能下降5%，BMI不低于$28kg/m^2$，就可以对其使用药物治疗。但应注意，通常情况下，减重药物不能长期使用，当停止用药之后，患者的体重会出现反弹的现象。在进行减重药物治疗后的前3个月，每个月都要全面评估药物的安全性和有效性，随后可以每隔3个月进行一次评估。

二、减重药物发展简史

肥胖症已经有很长的历史。在最开始的时候，人们会利用醋、姜、肉桂等天然的食物与植物混合物来减重，这些食物都具有催吐的作用。到了19世纪末，人们逐渐开始使用药物来减重。减重药物作用机制主要包括抑制食欲、抑制脂肪酶、增加人体产热和能量消耗等。在19世纪末，人们主要通过甲状腺激素类减重药物来治疗肥胖症。到 20 世纪 30 年代，人们主要通过二硝基酚药物来治疗肥胖症。这两种药物都可以增加人体的产热和能量消耗。另外还有中枢性食欲抑制类减重药物，主要包括 4 种类型。

（一）肾上腺素能类药物

比如 20 世纪 30、40 年代使用的安非他命，1959 年左右批准使用的安非拉酮，20 世纪 80 年代使用的麻黄碱等。

（二）5-羟色胺（5-HT）类药物

比如右芬氟拉明等。

（三）单胺再摄取抑制类药物

比如 1997 年投入市场的西布曲明，可以对去甲肾上腺素、5-HT 的再摄取起到抑制作用。

（四）大麻素受体（CB）阻滞剂

比如 2006 年开始使用的利莫那班。

到目前为止，除了安非拉酮、苯二甲吗啉、芬特明、苄非他明仍然在美国使用，上述药物都因为安全问题被其他国家禁止使用。2012 年，美国食品药品监督管理局（Food and Drug Administration，FDA）批准复方芬特明托吡酯缓释片、选择性 5-HT 2C 受体激动剂氯卡色林这两个药物投入市场使用。2004 年，美国 FDA 又批准了利拉鲁肽注射剂和复方安非他酮纳曲酮缓释片投入使用。到目前为止，在我国和其他欧洲国家，只有奥利司他这一种减重药物被允许上市。

三、减重药物分类及作用机制

（一）食欲抑制类药物

这种药物主要作用于中枢神经系统，在治疗肥胖症方面发挥着重要作用。在人类下丘脑腹内侧和外侧区域，分别存在饱腹中枢神经系统和摄食中枢神经系统，这两个系统可以起到调节食欲的作用，在 5-HT、多巴胺、去甲肾上腺素等儿茶酚胺神经递质的作用下，可以增强饱腹中枢或抑制摄食中枢的信号，控制摄入量，从而起到减重的作用。

在食欲抑制类药物中，最具代表性的药物是利莫那班，它属于大麻素受体 1（CB1）阻滞剂，它的作用途径主要有两个：

1）和中枢神经系统中的 CB1 相结合从而抑制食物的摄取，同时还能减轻人体对尼古丁的依赖程度。

2）和外周组织脂肪细胞中的 CB1 结合，提高脂联素 mRNA 的表达，从而提高脂肪酸氧化的能力和清除游离脂肪酸的力度，最终帮助人体减重、戒烟、调节胰岛素敏感性和血脂状况，在临床试验中具有非常广阔的应用前景。但是，这种药物会给中枢神经系统造成负面影响，容易造成精神方面的严重不良反应，如抑郁症、焦虑症，更严重的还会使患者出现自杀倾向，所以目前我国仍然禁止该药物进入市场。

除了利莫那班，还有一种非常有代表性的药物，即西布曲明。其作用机制是通过对神经细胞产生抑制作用，阻止去甲肾上腺素和 5－HT 的再摄取，使 β_2－肾上腺素受体的结合能力下降，通过去甲肾上腺素受体能够对腺苷酸环化酶系统产生刺激作用，以此传递饱腹信号，从而减少食物的摄取量，还能增加人体的产热和能量消耗。

（二）消化吸收阻滞剂

这类药物可以对胰酶、胃肠道中的脂肪酶产生抑制作用，从而降低人类分解和吸收食物中脂肪的能力。这类药物的代表是奥利司他（赛尼可），目前该药物是美国 FDA 唯一批准的非中枢作用类的减重药物。奥利司他属于选择性的胃肠道脂肪酶抑制剂，具有较强的效果，其治疗剂量为每天 3 次，每次 120mg，在进餐时或餐后 1 小时服用。

（三）降糖药

1）双胍类口服降糖药：该类型的药物主要有二甲双胍。我国用药指南中指出，二甲双胍能够降低 BMI，还能降低肥胖的 2 型糖尿病患者发生心血管事件的概率和死亡的概率。将二甲双胍和其他降糖药同时使用，能够弥补某些降糖药对体重造成的负面影响，因此治疗肥胖的 2 型糖尿病患者首选二甲双胍。

2）淀粉样多肽类似物：最具代表性的药物是普兰林肽，一种注射药物。其作用机制是能够降低人体吸收食物和葡萄糖的速率，对患者的食欲起到抑制作用。在治疗肥胖的 1 型和 2 型糖尿病患者的时候，可以使用该药物进行辅助治疗，从而减轻患者的体重。该药物和胰岛素结合使用，能够有效减轻患者的体重。

3）胰高血糖素样肽－1（Glucagon－like peptide－1，GLP－1）受体激动药：这类药物可以增加人体胰岛素的分泌，对胰高血糖素的分泌起到抑制作用。除此之外，还能对胃排空起到延缓作用，通过抑制中枢性食欲来减少食物的摄取。到目前为止，我国市场上这类药物主要有利拉鲁肽、艾塞那肽等，属于皮下注射类药物。国内有相关研究证明，在治疗超重和肥胖的2型糖尿病患者时，这些药物能够起到非常好的减重效果。

（四）代谢刺激剂

这类药物主要包括两种类型，一种是中枢兴奋剂，另一种是激素类药物。这类药物会带来较多不良反应，在临床试验中的应用比较少。它的作用机制为提高人体的代谢率，增加人体产热和能量消耗，最终分解大量脂肪。有研究表明：刺激 β－肾上腺素能受体类药物，可以加速人体脂肪细胞的分解。刺激 α_2－肾上腺素能受体类药物对脂肪细胞的分解起到抑制作用，因此，将 β－肾上腺素能激动剂与 α_2－肾上腺素能阻滞剂结合在一起使用，能够动员局部脂肪组织，起到减重的作用。

（五）中药

山楂、麻黄、大黄等一些中药都能起到减重的效果，它们的作用机制各不相同。山楂中含有乙醇提取物，在对高血脂的大鼠进行试验后发现，该物质能够有效减少血清中低密度脂蛋白胆固醇、甘油三酯、胆固醇的含量，从而增加血清中高密度脂蛋白胆固醇的含量。麻黄可以对中枢神经产生刺激作用，使人变得兴奋，使人产生饱腹感，还能增加人体能量的消耗，从而起到减重的效果。大黄可以降低外源性脂质的吸收，减少内源性脂质的合成，最终起到减重的效果。

四、主要护理问题

1）营养失调：与胃肠道消化吸收障碍、腹泻、食物摄取量不足等有关。
2）睡眠形态紊乱：与食欲抑制类药物诱发失眠有关。
3）排便形态改变：与药物所致不良反应有关。
4）舒适度的改变：与消化吸收阻滞剂奥利司他及降糖药引起的腹泻、腹胀有关。

　　5）焦虑：与病程长，服用代谢刺激剂引发的紧张有关。

五、护理目标

　　1）患者根据病情得到合理、有效的营养支持。

　　2）患者自述休息和睡眠质量得到明显的改善。

　　3）患者自述排便通畅。

　　4）患者自述不适感减轻或消失。

　　5）患者的焦虑情绪明显缓解，积极配合医护人员的治疗。

六、护理措施

　　1）向患者及其家属解读药品说明书，让其明确药物说明书中的所有内容，严格按照药物说明书用药，关注患者用药后是否出现不良反应。

　　2）规范医嘱执行：结合用药的目的，使患者严格遵照医嘱服用药物。

　　3）贯彻三查八对制度：三查即在给药前、中、后均要进行查对。八对即核对患者的姓名、病床号、药品名称、用药剂量、用药方法、用药时间、用药浓度、有效期。注意药品的质量、药物配伍禁忌、患者用药后的反应。

　　4）遵守临床用药护理管理制度：用药的时间和方法、药物的配置、静脉注射的速度等，均要遵守临床用药护理管理制度。针对怀孕或者正在哺乳期的妇女、儿童、老人等特殊群体，需遵照医嘱谨慎用药。

　　5）加强监护：从用药的整个过程来看，用药之前要对所有危险因素进行评估，明确患者是否属于高危人群，提前评估潜在的健康问题和并发症风险，有针对性地制定用药措施，进行更加有效的防范护理，从而降低发生不良反应和并发症的概率。在用药期间，要对患者进行严格监护，一旦发生不良反应，特别是毒性反应，要立即停药，采取弥补措施。在药物治疗一段时间后，要对治疗效果和不良反应等信息进行反馈，依据反馈信息，对治疗方案进行优化和调整。预防过敏反应，首先需询问患者的过敏史，进行过敏试验。麻醉类和精神类药物不能长时间使用，并且要对这类药物的依赖性和耐受性进行严格观察。用药采取个体化的方式，针对患者的具体情况，适当调整用药的剂量，避免药量过大。如需长期服用某种药物，要对患者肝功能、肾功能进行监测，避免肝功能、肾功能受损。当几种药物联合使用时，要对不同药物之间的相互作用进行全面分析，避免因联用方式不当而使患者出现不良反应。

6）全面健康教育。

（1）心理指导：心理指导是解决心理健康问题的手段，如缓解患者对药物治疗的紧张、焦虑、悲观等负面情绪，排除不良社会-心理因素的干扰，增强患者战胜疾病的信心，提高药物治疗的依从性，有利于坚持用药、稳定治疗效果。

（2）用药指导：严格监督患者遵医嘱服药。用药指导的内容主要有服用药物的适应证、禁忌证、作用、用药方法、不良反应及防治不良反应的方法、识别药物是否有效的方法、保存药物的方法。

（3）教会患者自我护理的方法，医护人员指导患者改善生活方式，戒掉不良嗜好，提高治疗的效果，降低用药后不良反应发生的概率。

7）不良反应的观察及护理。

（1）临床观察：减重药物治疗最常见的不良反应是消化道反应，包括腹泻、油性便、腹胀、便秘、恶心等。临床观察对用药指导意义重大，观察内容包括患者身体状况，包括生命体征、神志、尿量、皮肤弹性；对慢性腹泻患者应注意其营养状况，有无消瘦、贫血等体征；认真观察患者排便的频率、粪便颜色、形状等。

（2）护理措施。

①心理护理：患者紧张的情绪会对肠道运动产生影响，出现恶心、腹泻等情况，要引导患者适当调整自己的情绪，减轻恐惧心理。向患者解释治疗的相关知识，从而消除他们的疑虑，稳定他们的情绪，提高治疗依从性。

②饮食护理：当患者出现腹泻时，要多食易消化、低脂、低纤维素的食物，忌辛辣、生冷等刺激性强的食物。若腹泻情况比较严重，要严格遵医嘱适当禁食，或者是以流质和半流质的食物为主，嘱患者多饮水，从而避免发生脱水的现象。

当患者出现腹胀、排便困难的情况时，要多食用高纤维素的食物，比如豆制品、荞麦面和玉米面等粗粮，蔬菜类可多吃黄瓜、菠菜、芹菜等，水果类可以多吃香蕉。在胃肠道中，高纤维素的食物能够抵御消化酶的破坏，并且能够吸收较多的水分，起到软化大便的作用，使肠道内容物增加，对肠道产生刺激作用，提高其蠕动的频率，使排便变得更加容易。

③休息与活动：当患者出现腹胀、排便困难的现象时，在条件允许的情况下，卧床患者可以进行适当的锻炼，比如仰卧起坐、收腹抬腿等动作。医护人

员可以指导患者做提肛收腹的运动，或顺时针按摩腹部，每天 4 次。当患者症状减轻后则可以适当下床活动。在出院之后，可以适当进行散步、慢跑、打太极拳等运动，从而促进胃肠道的活动，增强食欲，使肛门括约肌、膈肌、腹肌得到适当锻炼。

④加强肛周皮肤的护理：在排便之后，可用温水清洗肛周皮肤，以保持皮肤清洁，将无菌的凡士林或抗生素软膏涂在肛周皮肤上，加快损伤愈合的速度。

第二节　肥胖症生活方式干预

肥胖症患者的治疗方式中，效果最好且安全的是通过生活方式干预减轻体重。对于肥胖症患者，只需减轻自身体重的 5%～10%，就能显著提高整体新陈代谢的效率。

一、健康饮食

（一）限制能量摄入

导致肥胖症的主要原因之一是机体摄入的能量超过了消耗的能量。因此，减重的关键在于减少能量摄入，使其低于能量消耗。具体措施如下。

1）增加水果和蔬菜的摄入，严格控制油脂和盐的摄入量。

2）减少或避免摄入甜食，包括含糖饮料、甜点、巧克力等高糖食品。

3）主食应占较大比例，优先选择低脂、高能量密度的食物。建议增加粗粮如全谷类食品的摄入比例，以替代精制谷物。

4）适量摄入坚果，尽管它们富含多种维生素、蛋白质、矿物质和脂肪酸，但它们的能量密度和脂肪含量较高，需要严格控制摄入量。

5）在减少能量摄入的同时，注重膳食的均衡搭配，确保蛋白质、脂肪和碳水化合物这三种宏量营养素的摄入量满足日常生活的需要。

限制能量的平衡膳食主要分为如下三种类型。

1）按比例减少能量摄入的膳食：根据目标摄入量，能量摄入减少 30%～50%。

2）每天减少固定能量摄入的膳食：在目标摄入量的基础上，每天减少约500kcal 的能量摄入。

3）低能量膳食：每天保证摄入 1000～1500kcal 的能量，同时注意选择低能量密度的食物。

（二）高蛋白质膳食

高蛋白质膳食指能量较低但蛋白质含量较高的膳食方案。为了确保足够的蛋白质摄入，每天摄入蛋白质的供能应占到总摄入能量的 20％～24％，或者按照每公斤体重 1.2～1.5g 的标准来摄取蛋白质，但其供能不应超过每天总能量的 30％。

对于单纯性肥胖症患者、伴有高甘油三酯血症的患者及高胆固醇患者，推荐采用高蛋白质膳食。这种膳食方式不仅有助于减重，还能改善血脂水平，并可有效预防减重后的体重反弹现象。

（三）摄入充足维生素

维生素虽然不能提供能量，但在维持人体正常生理功能中扮演着至关重要的角色。特别是维生素 B_1 和维生素 B_6，它们与神经系统和大脑代谢密切相关，而全麦、糙米等全谷物中，这些维生素的含量较高。抗氧化维生素如 β－胡萝卜素、维生素 C 和维生素 E，通常在新鲜水果和蔬菜中含量丰富。

（四）补充必要的矿物质

当人体缺乏钙时，可能会出现疲劳、食欲减退、便秘等症状。对于女性，月经期间会流失大量红细胞，导致铁、锌、钙等矿物质的流失。在月经期间及其后，女性应多摄入牛奶、豆浆等富含铁、锌、钙的食物，以适当补充这些矿物质，保持身体所需的营养平衡。

（五）合理控制脂肪摄入

为了追求健康和美观，肥胖症患者通常会选择节食减重，减少高热量食物的摄入，尤其是脂肪含量高的食品。理想情况下，摄入脂肪的供能应占总摄入能量的 20％～25％。然而，许多肥胖症患者的脂肪摄入量往往超过了这一推荐值。过量摄入脂肪不仅会增加体内脂质过氧化物的水平，还可能降低身体活动耐力。

二、运动干预

肥胖症患者可以通过进行适当强度的有氧运动来消耗体内多余的脂肪，进而减轻体重。长时间的有氧运动能够促进脂肪的分解，对脂肪细胞的聚集和积累产生抑制作用，有效消耗脂肪。研究显示，规律运动能够提高大鼠的胰岛素敏感性，并增加体内促进脂肪分解的激素如胰高血糖素、肾上腺素的分泌。此外，运动不仅能够增强体质，还能促进健康，具有其他减重方法所不具备的健康益处。肥胖症患者常用的运动干预方式包括有氧运动、抗阻运动和高强度间歇训练（High-intensity interval training，HIIT）。特别是有氧运动，已被证明能有效降低久坐、非糖尿病、超重或肥胖成年人的体脂率和体重。有氧运动形式多样，如步行、慢跑、游泳和瑜伽等。

（一）步行

步行是一种不受场地和设备限制的全身性运动，能够促进血液循环和胃肠道蠕动，从而增加能量消耗。以 4km/h 的速度步行，每小时可消耗约 255kcal 能量；而以 8km/h 的速度步行，每小时可消耗约 555kcal 能量。研究表明，晚餐后步行比早晨空腹快速步行更有助于能量和脂肪的消耗。步行的最佳时间是饭后 1 小时，持续 40 分钟至 1 小时的步行有助于提升新陈代谢率，并帮助消耗多余脂肪。步行时，心率应达到最大心率的70％～85％。如果步行 5 分钟后心率仍高于 120 次/分，或 10 分钟后仍高于 100 次/分，应考虑减小运动强度或缩短运动时间。

（二）慢跑

慢跑是一种耐力型有氧运动，能有效消耗体内多余脂肪。正确的跑步姿势有助于避免运动伤害。跑步时应以前脚掌着地，屈膝缓冲，保持上身略微前倾，双臂自然摆动，同时注意腹部肌肉的收缩，并在蹬地时充分打开髋关节，保持身体在一个平稳的矢状面移动。规律的呼吸有助于补充氧气，提高呼吸系统的效率，促进代谢。

（三）游泳

游泳是一项低冲击性的有氧运动，深受健身爱好者和减重者喜爱。游泳时身体处于水平状态，减小了运动损伤的风险。游泳的最佳时间是饭后 1 小时，避免饱腹或空腹游泳，以防止出现胃部不适或头晕等症状。

（四）运动干预注意事项

针对不同年龄、性别和肥胖程度的患者，应选择适合个体的运动项目，并根据个体情况调整运动的持续时间、强度和频率。医护人员应在运动前后对患者进行监督，包括在运动前检查身体状况、选择最佳运动方式、制订科学运动计划，以及在运动过程中使用心率监测设备进行监控，预防运动损伤和肥胖症可能引发的并发症。运动干预需要长期坚持，效果并非立即可见，需要患者展现出持续的毅力，逐步培养健康的生活方式，并坚持定期运动。

三、充足的睡眠

多项研究证实，肥胖症与睡眠有一定的联系。首先，熬夜会导致瘦素分泌减少、增高胃饥饿素的水平，胃饥饿素发挥增进食欲的作用。其次，熬夜还会导致白天体力活动减少，从而促进肥胖症的发生、发展。保证充足的、高质量的睡眠，才能保持健康的体重。

第三节　肥胖症其他非外科治疗方式

一、心理干预

情绪和心境障碍等心理问题在很大程度上可能导致肥胖症的发生。肥胖症患者如果感到焦虑，可能会通过增加进食来缓解焦虑。因此，在治疗肥胖症的过程中，心理干预是一个不可忽视的重要环节。

（一）从被动到主动

许多肥胖症患者对肥胖症的危害和减重的重要性认识不足，导致他们在减重过程中缺乏积极性，往往依赖医护人员和家属的监督来执行减重计划。这种被动的态度使得减重计划难以持续进行，效果也不尽如人意。为了改变这一状况，首先需要加强对患者及其家属的教育，提高他们对肥胖症危害的认识，鼓励患者树立信心，积极参与减重计划的制订中，从而增强他们的参与感和坚持到底的决心。

（二）克服消极心理

多次减重失败的肥胖症患者可能会对减重失去信心，感到生活缺乏乐趣和成就感，导致运动量减少，情绪低落，避免社交，暴饮暴食，体重反弹，形成恶性循环。面对这种消极心态，应引导患者进行自我心理调适，保持乐观态度，积极参与社会活动，寻找个人价值，培养积极和健康的心理状态，以支持减重计划的持续进行。

（三）积极治疗和干预心理疾病

研究表明，在抑郁和焦虑等情绪状态下，人体的下丘脑－垂体－肾上腺轴功能可能会失调，导致皮质醇分泌增加，影响葡萄糖的利用，加剧糖异生，特别是胰岛素抵抗的出现，会进一步阻碍血糖的利用，从而诱发肥胖症。特别是在女性中，重度抑郁情绪可能导致食欲增加，暴饮暴食，进而导致肥胖症。因此，对于有焦虑症、抑郁症等心理疾病的肥胖症患者，应及时到医院接受正规治疗。对于有心理疾病倾向的患者，应进行心理干预，帮助他们缓解压力，增强自信，以更积极的态度面对生活，勇敢应对生活中的挑战，并积极参与户外运动如跑步、打球，以及唱歌、跳舞等娱乐活动，以缓解负面情绪，间接增强减重效果。

二、中医外治

（一）针灸

针灸是一种通过刺激特定穴位来疏通经络、增强脏腑功能、调整气血平衡的传统治疗方法。针灸有助于排除体内的病邪，增强正气。研究表明，针灸不仅有助于整体减重，还能针对性地减少局部脂肪，从而达到局部减重的效果。

（二）穴位埋线

穴位埋线是将羊肠线置入特定穴位，利用其对穴位的持续刺激作用，调和气血，激发经气，促进健康。穴位埋线适合生活节奏快、时间紧张的患者，通常每2周进行1次。

（三）艾灸

艾灸是一种利用艾绒等易燃材料在患者特定部位或穴位进行熏熨或灼烧的治疗方法。它通过温热刺激和药物的药理作用，与其他治疗手段相结合，共同发挥治疗效果。

（四）推拿

推拿通过手法作用于人体的穴位和经络，调节机体的病理和生理状态，以达到舒筋活络、调理脏腑的目的，帮助患者恢复健康。杨忠亮等人采用的运腹通经推拿法包括以下步骤：首先是运腹法，通过顺时针按摩、按揉带脉走向、掌振按等手法作用于腹部；其次是通经法，通过掌推法按摩腹部循行线，点按天枢、丰隆、三阴交等穴位；最后是推拿法，通过拍打手法使腹部透热。治疗每天进行1次，每次持续15分钟，效果显著。

（五）其他中医外治法

除了上述方法，适用于肥胖症患者的中医外治还包括拔罐、刮痧、腧穴激光照射等。在临床治疗肥胖症时，中医通常采用综合治疗，即结合多种外治方法，以达到更好的减重效果。

第四章　肥胖症外科术式

第一节　腹腔镜袖状胃切除术

腹腔镜袖状胃切除术（Laparoscopic sleeve gastrectomy，LSG）主要通过减小胃的体积来实现减重，术中切除了胃底和胃大弯部分，保留了胃肠道的原始解剖结构。此外，LSG 还能改变某些胃肠激素的水平，对肥胖症患者的血糖和其他代谢指标有显著的改善作用。

目前，LSG 已被学术界广泛认可为一种独立的手术方式，可有效治疗肥胖症。自 2013 年起，它已成为美国最常见的减重手术方法。在我国，自 2006 年引入 LSG 以来，开展该手术的医院数量和手术例数都在逐年增加，目前 LSG 约占国内减重手术总量的 60%。

LSG 的历史可以追溯到 1990 年，当时 Marceau 对 Scopinaro 的经典胆胰分流－十二指肠转位术（Biliopancreatic diversion with duodenal switch，BPD－DS）进行了改良，通过胃壁细胞切除术来减少回肠的酸负荷，从而降低了边缘溃疡的发生率。1999 年，Gagner 首次在腹腔镜下完成了这种手术，他使用一个 60Fr 的校正管进行了首例 LSG。此后，LSG 被视作 BPD－DS 的第一阶段。其理论基础是，这一术式在技术上更易执行、手术时间更短，因此可以降低并发症的风险，而技术上要求更高的第二阶段手术则可以在 LSG 术后体重有所下降时再进行。后续的研究发现，单独进行的 LSG 显示出稳定且出乎意料的良好减重效果，专家们因此推测它可以成为一种独立的减重手术方式，同时可作为初次手术后体重下降不满意或体重反弹时二次手术的可能方式。

LSG 的一个显著优势是围手术期并发症的风险低于那些操作更为复杂的术式，如腹腔镜 Roux－en－Y 胃旁路术（Laparoscopic Roux－en－Y gastric bypass，LRYGB）和 BPD-DS。它还避免了 LRYGB 和 BPD-DS 可能引起的内疝、小肠梗阻、微量营养素缺乏和营养不良等并发症。对于等待器官移植的肥胖症患者，或者那些同时患有炎症性肠病、肠道粘连、有肠切除手术史或其他不适合接受 LRYGB 和 BPD-DS 的患者，LSG 是一个理想的选择。随着 LSG 术后的长期随访结果陆续在医学专业期刊上发表，这些优势已得到文献的支持，也是 LSG 越来越受欢迎的原因之一。

第二节　腹腔镜胃旁路术

1994 年，Wittgrove 和 Clark 进行的第一次腹腔镜胃旁路术是一项了不起的成就。他们开创性的工作促进了公众对减重手术的认识和接受，启发了进一步的创新。虽然后续对该手术操作技术细节进行了系列更新，但该手术的基本原则仍然是相同的：孤立的小胃囊、有限度的胆胰分流，以及可重复的、安全的吻合方法。

腹腔镜胃旁路术曾被认为是极具挑战性的微创手术之一。其具有复杂的操作和较长的学习曲线，但它现在是最常见的前肠（Foregut）手术，已被证明比其开放手术更安全和更具成本-效益。

腹腔镜 Roux-en-Y 胃旁路术（LRYGB）是同时限制摄入与减少吸收的手术方式，除减重效果显著外，还可改善糖代谢及其他代谢指标。越来越多的证据显示，LRYGB 不仅可以有效控制肥胖症患者的体重，还能明显改善肥胖症的并发症，包括 2 型糖尿病、心血管疾病、阻塞型睡眠呼吸暂停综合征、高血压、多囊卵巢综合征、脂肪肝等，已成为治疗肥胖症患者的"金标准"术式之一。

第三节　胆胰分流-十二指肠转位术

胆胰分流-十二指肠转位术（BPD-DS）是以减少营养物质在肠道吸收为主的术式，在减重和代谢指标控制方面均优于其他术式，还可以纠正胰岛素抵抗。但 BPD-DS 操作难度较大，且随着共同肠道长度缩短，发生营养缺乏的风险增加，术后营养相关并发症多，并发症发生率及病死率均高于其他减重术式，建议谨慎采用。

目前 BPD-DS 在世界范围内占减重手术的比例较低，其操作复杂，仅适用少数患者，只有在符合以下特定标准时才能进行。

BPD-DS 的主要适应证：能保证术后维生素和营养素补充前提下的超级肥胖症患者（BMI>50kg/m²）、肥胖症合并严重代谢综合征患者或病史较长的 2 型糖尿病患者、患者对手术方式绝对知情认可（可能的长期并发症）和高依从性。

BPD-DS 作为减重手术中三大传统术式之一，虽然在全球范围内应用不像 LGS 和 LRYGB 那么广泛，但其不易复胖的减重效果和对胰岛素抵抗的纠正效果，使其适用于特定类型的患者。

BPD-DS 大体分为两个阶段：一期的 LSG、二期的远端回肠吻合和近端十二指肠-回肠吻合。

一期的 LSG 属于限制型手术，原理是利用腹腔镜把胃大弯垂直切割出来，使胃部形成一个 100~200mL 的小胃囊，可容纳 118~148mL 的食物，减少了胃容量，降低产生饥饿感的胃肠激素分泌，达到食欲减退、食物摄入减少的效果。

二期的远端回肠吻合和近端十二指肠-回肠吻合属于限制消化吸收型手术，缩短了用于消化吸收的小肠长度，同时保留旷置的小肠以接受并运输胆胰消化液。在十二指肠处将食物与消化液分流，直至远端回肠吻合处再次混合进入共同肠道。共同肠道短，能用于消化吸收食物的面积较小，导致消化不良，减少营养吸收。

第五章　肥胖症围手术期护理

第一节　术前准备及护理

近年来，减重手术成为帮助肥胖症患者提高生活质量、改善相关并发症的重要方式。由于肥胖症患者的特殊性，大多数患者合并高血压、糖尿病、高血脂、高尿酸、阻塞型睡眠呼吸暂停综合征等多种并发症，并不局限于单纯性肥胖症，存在手术风险高、麻醉风险较大、多学科协作等相关问题，为了保障手术的安全性，医护人员需做好相关术前准备及护理。

一、术前准备

（一）了解相关病史

了解患者年龄、身高、体重、婚姻状况、文化程度、饮食、睡眠、大便、小便、有无药物过敏等基本情况。详细询问患者的病史及引起肥胖症的相关因素、有无肥胖症家族史；有无双下肢水肿、呼吸困难等症状；有无其他手术史；有无其他并发症及相关症状。

（二）完善相关检查

1）一般检查：体温、脉搏、呼吸、血压、血氧饱和度。

2）体格检查：BMI、腰围、臀围、腰臀比等。这些检查能快速筛选出高危人群。

（1）BMI=体重（kg）/身高（m^2）。通过身高及体重计算BMI，以此来确定肥胖的程度，评估是否需要接受减重手术治疗。

（2）腰围：指经脐的腰部水平围长，是反映脂肪总量和脂肪分布的综合指标。

（3）臀围：是臀部向后最突出部位的水平围长。身高臀围指数（臀围指数）＝（臀围/身高）×100。

（4）腰臀比：指腰围和臀围的比值。脂肪无论堆积在腰腹或内脏，都是难以直接测量的，腰臀比和腰围一样就成了间接反映肥胖的指标之一。腰臀比越大，腰腹或内脏就有可能堆积越多脂肪。

3）实验室检查。

（1）常规实验室检查：血常规、血脂、肾功能、肝功能、电解质、凝血酶原时间或国际标准化比值（INR）、血型、交叉配血、尿常规、大便常规、D－二聚体、血沉、C－反应蛋白、感染相关免疫学检查、空腹胃蛋白酶原、空腹胃泌素－17、餐后胃泌素－17等。

（2）内分泌系统检查：空腹血糖、糖化血红蛋白、糖化白蛋白、OGTT、C肽水平＋胰岛素释放试验、糖尿病自身抗体系列、甲状腺功能、甲状旁腺功能、性激素、生长激素、醛固酮、血管紧张素、雄激素、皮质醇、尿酸等。

（3）测定微量营养素、血清铁、维生素 B_{12}、叶酸。对于有营养吸收不良症状或存在营养风险的患者，可考虑检测更多的维生素与微量元素。

4）影像学检查。

（1）超声检查：了解患者肝、胆囊、胰腺、肾上腺及肾、腹腔、盆腔（包括女性的卵巢及子宫）情况，有无合并其他病变，以及行双下肢动静脉血管彩超检查判断有无血栓形成。

（2）脑垂体磁共振检查：鉴别垂体瘤引起的继发性肥胖。

（3）双能X线吸收法：测定机体各个部位脂肪比例。

（4）胸部X线检查：判断是否存在肺部感染、慢性阻塞性肺疾病、心脏增大。

（5）内镜检查：胃镜检查为必须项目，可观察胃的大小及范围，明确胃内有无溃疡等其他病变。

5）其他检查。

（1）心电图：了解是否存在心律失常、心肌梗死等异常。

（2）动态血压监测：了解血压情况。

（3）肿瘤标志物检查：如癌胚抗原（Carcinoembryonic antigen，CEA）、甲胎蛋白（Alpha fetoprotein，AFP）等。

（4）肺功能检查：针对长期吸烟者、肺部有慢性疾病患者。

（5）心脏彩超与左心功能测定：评估手术的耐受性。

（6）呼吸睡眠监测：多导睡眠图。

（三）胃肠道准备

术前3天指导患者进食高蛋白质、低脂、低热量的流质饮食。患者摄入低热量的流质饮食，肝糖原就会分解，肝体积变小，皮下脂肪也减少，将有利于暴露手术野，便于操作，缩短手术时间。术前1天指导患者进食清流质饮食，手术前天午餐后开始禁食，可以饮水。手术前1天14点开始进行胃肠道的清洗，将洗肠液复方聚乙二醇电解质散Ⅱ（和爽）全部溶解于水中搅拌均匀，配制成2000mL的溶液，半小时内喝完1000mL溶液，开始排便后喝完剩下1000mL溶液。及时有效地清除肠道粪便，保持肠道清洁，做好术前肠道准备。

（四）皮肤准备

术前1天指导患者洗澡、洗头发，避免感冒及热水烫伤。术前1天晚手术医生对手术部位进行标记后，嘱患者切勿用力擦洗，避免手术部位皮肤损伤或手术部位不明确。

（五）训练指导

1）减重手术前应适当进行运动锻炼，注意量力而行。指导患者进行运动监测，根据患者年龄和血压水平选择适宜的运动方式，合理安排运动量，运动强度指标为运动时最大心率达到170次/分－年龄（岁）。指导患者正确运动，以散步、慢跑、游泳等有氧运动为主，最佳运动时间为餐后1小时，运动时间控制在30~40分钟最为适宜。运动时需注意补充水分，糖尿病患者可随身携带糖果，当出现大汗、心悸等低血糖症状时及时服用。在运动时也应注意劳逸结合，若有任何不适应立即休息，合理的运动有利于减轻患者体重，改善肥胖引起的心肺负担，增加患者对手术的耐受性，加速患者康复。

2）术前指导患者练习仰卧大字位，以便适应手术体位。

3）指导患者开始训练床上大小便，避免保留导尿管，增加不适感及感染的风险。

4）指导患者进行正确的咳嗽咳痰训练，指导家属正确进行拍背及翻身，以便术后帮助患者咳出痰液，减小肺部感染的风险。

（六）呼吸道准备

肥胖症患者因咽喉部组织松弛、下垂，容易阻塞上呼吸道，导致上呼吸道狭窄，因此应做好呼吸功能的评估。可指导患者侧卧位休息，对于长期睡眠较差而需要助眠药的患者，告知患者切勿使用呼吸抑制类药物。为降低患者手术风险和术后并发症，需指导患者严格戒烟戒酒，吸烟可增加呼吸道分泌物，饮酒可降低呼吸中枢的兴奋性。肥胖症患者心肺功能相较于正常人更差、呼吸效率降低。

（七）营养准备

精确评估患者的营养状况，肥胖症患者可能存在维生素缺乏。

（八）减重准备

术前减重可以减轻肝脏重量，减少脂肪附着肠系膜程度及腹壁的厚度，从而使手术野清晰，缩短手术时间、减少术后并发症。合并糖尿病的患者应注意减重时可能引起低血糖，一旦出现心悸、大汗等情况应及时补充糖分。

（九）其他相关准备

术前测定患者血型，为患者进行交叉配血，为手术时用血输血做好准备。备好术中带药，如抗生素等。

二、术前护理

（一）心理护理

肥胖症患者缺乏自信，社会适应能力减弱，可能出现人际交往障碍、自暴自弃或暴饮暴食，以及焦虑、抑郁等情绪。医护人员需及时给予患者心理上的疏导，手术医生详细了解患者病情和围手术期的各项检查情况，向其介绍手术方案，减少患者因缺乏疾病相关知识而出现焦虑不安等情绪，提高患者的治疗依从性。护理人员可以通过介绍减重手术的成功案例使患者树立信心，可以通过同伴教育与患者交流减重经验。同时护理人员也应多倾听患者内心的想法，帮助患者分析心理问题，给予积极的引导，改善患者负面情绪。

（二）饮食护理

对于肥胖症患者应及时调整饮食结构，指导患者进食低盐、低脂、低油的食物，减少油脂摄入，可有效地减少肝脏的负担，避免因肥胖引起高血压、高血糖、高血脂等并发症。严格戒烟戒酒，避免加重肥胖引起的阻塞型睡眠呼吸暂停综合征，导致缺氧。

（三）血栓形成的预防

肥胖症患者因体脂较多，血液回流缓慢，加上合并代谢性疾病，肥胖引起的高血压、心脏病等并发症导致发生血栓形成的风险相对较高，为了预防血栓形成，在术前应积极做好血栓相关风险分级评估，根据病情制定预防及护理措施。反复告知患者发生血栓的危险性，做好沟通，取得患者的配合。鼓励患者改善生活方式，戒烟戒酒，控制血糖，控制血脂等。指导患者术前多活动、多饮水、正确穿脱弹力袜。在行静脉穿刺时严格遵守操作规范，尽量避免深静脉穿刺及下肢静脉穿刺，必要时可遵医嘱采取药物预防。

（四）并发症的护理

1）高血压：对于合并高血压的肥胖症患者，在手术之前严格动态监测血压，做好血压相关记录，评估是否有心血管系统、肾等其他器质性的损害，是否有头痛、头晕等相关症状。做好相关检查，指导患者严格控制钠盐的摄入，做到低盐、低脂饮食，合理膳食，减少肥肉和动物内脏的摄入，补充适量蛋白质，多吃蔬菜，增加富含纤维素食物的摄入，戒烟戒酒。指导患者进行运动。评估患者是否需要用药，遵医嘱指导患者服药，告知患者降压药的名称、剂量、用法、作用及不良反应，告知患者必须遵医嘱用药，不可擅自停药、减量及加量。让患者了解自己的血压情况，指导患者调整心态，学会自我心理调节，避免情绪激动，以免诱发血压突然升高。指导患者学会自我监测血压，一旦有头痛、头晕等不适，应及时告知医护人员，以便及时对症处理，避免加重病情。

2）高血糖：对于合并糖尿病的肥胖症患者，在手术之前应严格监测患者血糖，包括空腹血糖、餐后 2 小时血糖及随机血糖，做好相关记录。血糖控制较差的患者，可在内分泌科医生指导下口服或注射胰岛素控制血糖。术前做好 OGTT 及其他相关实验室检查，评估胰岛功能，评估是否有眼底病变等相关并发症。指导患者正确饮食，严格限制总热量，忌吃油炸、油煎等食物，减少动物内脏等胆固醇含量高的食物，限制饮酒，限制钠盐的摄入。严格限制各种甜食的摄入，如饼干、水果等，监测患者体重的变化，根据体重调整饮食结构。指导患者正确用药，帮助患者及时了解各类降糖药的作用、剂量、用法、不良反应和注意事项等。护理人员在注射胰岛素时应注意变换部位，避免长期在同一部位注射导致皮下脂肪萎缩或增生、局部硬结。注意监测血糖，以免诱发低血糖。

　　3）阻塞型睡眠呼吸暂停综合征：对于合并阻塞型睡眠呼吸暂停综合征的肥胖症患者，在手术前做好呼吸监测，做好患者血氧饱和度的测定和呼吸频率的监测，及时做好相关记录。指导患者采取有效措施维持侧卧位休息，可用安眠枕等保证患者头偏向一侧或保持侧卧位。术前注意保暖，避免上呼吸道感染，引起呼吸不畅。做好病情观察，在巡视病室时应注意观察患者是否有通气不足导致的憋醒、精神异常等情况，一旦发现应及时处理。

　　4）痛风：对于合并高尿酸血症的肥胖症患者，痛风是其典型的临床表现。为了防止痛风进一步发展累及肾脏等多器官，需早期预防、早期治疗。术前做好尿酸测定，评估尿酸生成情况，进行滑囊液或痛风石的检查，有利于确诊该疾病。可进行 X 线检查、CT 检查、关节镜检查等，有助于发现骨、关节的相关病变。痛风急性期，指导患者卧床休息，抬高患肢，可在受累关节给予冷敷或 25％硫酸镁湿敷，减轻关节的肿胀及疼痛。避免进食高嘌呤食物，严禁饮酒，并指导患者进食碱性食物，如牛奶、鸡蛋等，减少尿酸盐结晶的沉积，忌食辛辣、刺激性食物。护理人员需做好病情观察，观察疼痛的性质、部位、间隔时间，受累关节有无红肿及功能障碍。患者因疼痛影响睡眠及情绪时，心理负担较重，会出现焦虑不安等情绪。应做好心理护理，向患者讲解相关知识，给予鼓励，帮助患者树立信心。指导患者正确用药，观察药物使用后的疗效，若有不良反应及时处理。

第二节　手术方式、术中配合及护理

　　肥胖症患者因多系统多器官的并发症，加大了手术的难度，因此做好术中配合及护理对手术后患者的恢复、减少手术并发症有重要意义。

一、手术方式

肥胖症患者病情各有不同，因此需要根据患者的实际病情选择对患者最好的手术方式，确定最有利患者的手术方式、手术中的相关配合及护理措施。主要的手术方式有 LSG、LRYGB、LSG 结合十二指肠空肠旁路术、迷你胃旁路或单吻合口胃旁路术。腹腔镜手术的创伤小、并发症少、术后疼痛轻，目前已成为主流的手术方式。

二、术中配合

（一）温度、湿度

手术间的温度保持在 22～24℃，相对湿度保持在 50％～60％。温度过高会干扰消化及呼吸功能，使神经系统受到抑制，温度过低会使患者受凉。湿度过高，蒸发减弱、抑制出汗，患者尿液增加加重肾脏负担。湿度过低导致空气干燥、水分蒸发，引起口干舌燥等不适感。不适宜的温度、湿度会导致患者及医护人员的不适，影响手术的进展、影响患者术后恢复、导致手术间细菌生长。手术全程需保持适宜的温度、湿度。

（二）体温

因手术间的温度相对较低，手术时身体的暴露、术中输注低温液体等可能使患者体温下降，导致患者发生凝血功能障碍，有出血的可能，增加术后感染风险。因此术中需维持患者的正常体温，做好保暖措施，必要时使用加温毯。

（三）建立静脉通道

根据患者血管情况建立静脉通道，首选前臂静脉、肘正中静脉、贵要静脉，主要供患者术中发生出血等突发情况时采取补液等抢救措施，也为术中麻醉用药提供静脉通道。

（四）妥善固定患者

肥胖症患者因体重的增加，体积相对较大，而手术床相对狭窄，必要时在手术床两侧加置手板，避免床位狭窄挤压患者双手，引起双手的损伤。同时需避免双手挤压引起静脉通道受阻。

（五）安置手术体位

因手术方式不同，有相应不同的手术体位安置方式。腹腔镜减重手术一般采取平卧位，两腿分开，角度不宜过大。妥善固定患者，气腹建立后抬高床头20°～30°，此体位可以减少静脉回流，降低回心血量，减轻心脏负荷，降低腹压，提高肺的顺应性，降低气道压力。开腹减重手术一般采取平卧位。平卧位使横膈上抬，减低肺顺应性，影响患者的呼吸。但大多数肥胖症患者不能忍受平卧位，因此手术体位应根据实际情况来调节。

（六）巡回护士的配合

1）严格监督手术医生及器械护士外科手消毒，帮助手术医生及器械护士正确穿戴手术衣及外科手套，严格要求手术时的无菌操作。

2）术前认真清点手术时所需的各种药物、物品，检查手术间电源、吸引系统等是否安全有效，调节及连接手术所需的腹腔镜等特殊设备。

3）认真核对患者登记号、床号、姓名、性别、年龄、诊断、手术名称、手术部位、术前用药等情况，分别在术前、术中关闭腹腔及缝合切口前与器械护士共同清点、核对物品，严格执行核对制度，避免异物等落入患者体内。

4）随时观察手术进展情况，及时提供手术台上所需物品，密切关注患者的病情变化。

5）术中保证静脉通道通畅，配合抢救，认真仔细填写手术相关记录。

（七）器械护士的配合

1）严格正确外科手消毒，正确穿戴手术衣及外科手套，准备好手术时所需的无菌器械、备好无菌器械台、检查并摆放好各种器械。

2）协助手术医生进行手术区域皮肤消毒，正确铺好无菌手术单。

3）主动、迅速、准确无误地按手术步骤向手术医生传递用物，保持手术台、器械桌、器械及相关用物整洁、无菌、整齐。

4）密切关注手术的进展情况，发生紧急情况及时配合抢救。

5）妥善保管好术中手术医生切下的组织及标本，及时送检。

三、术中护理

（一）安全护理

患者因超重体积增加，转运床相对较狭窄，因此在转运途中应避免发生跌倒坠床。转运过程中转运工人站在患者的头侧，协助患者肢体及各关节处于功能位，使用保护具保护患者安全，保证患者安全及舒适。手术时使用加温毯时注意调节温度，随时观察患者情况，避免引起患者烫伤。

（二）皮肤护理

肥胖症患者是皮肤问题的高危人群，减重手术的患者因体重过重，与床单位接触的范围较广，手术时间较长、垂直压力较大，皮肤护理在手术中护理占据着较重要的位置。医护人员需要保持手术床单位的整洁及干燥，保持患者的肢体处于功能位。保持患者皮肤干燥，术中必须密切观察受压点，减少压迫坏死引起的手术并发症。

（三）引流管护理

手术时手术医生需要为患者安置引流管，将手术部位的积血、积液排出体外，以免发生感染。需仔细观察引流管引流物的量、颜色及性质，是否发生大出血等。当手术医生安置完引流管后及手术结束转运途中应妥善固定引流管，防止松动、脱出。保持引流管通畅，观察引流物的量、颜色及性质。引流瓶（袋）应保持低于出口平面，防止逆行回流感染。

（四）血栓的护理

肥胖症患者本就是血栓的高危人群，手术时间长、腹腔镜手术二氧化碳气腹导致腹压增高、静脉回流缓慢等因素都可能加重血栓发生的风险。因此，在手术时合理补液，在病情允许的情况下缩短手术时间，做到严格无菌操作，静脉穿刺时严格规范操作，尽量避免深静脉穿刺及下肢穿刺。

（五）气道护理

在手术前请麻醉医生详细评估患者的气道情况，术中应通过气道局麻，使用呼吸抑制作用较小的吸入性麻醉药。术中严密监测血氧饱和度及血气分析情况，气管插管后应妥善固定，防止不慎滑出，气管插管应有深度标志，防止插入过深。医护人员必须严格执行无菌操作技术，注意操作前后洗手，切忌口腔导管、气管导管混用，避免发生感染。及时为患者吸痰，避免痰液堵塞气道，引起窒息。吸痰前应加大患者吸氧浓度，冲洗液一般用生理盐水，痰液黏稠者用 2‰碳酸氢钠溶液，忌用高渗或低渗溶液。操作时戴无菌手套将一次性无菌导管置入气道，连接负压吸引器，吸引顺序应先从下呼吸道开始逐渐向上，边旋转边后退，应避免同一根导管再进入下呼吸道吸引。一般吸引时间≤15 秒，每 1～2 小时冲洗、吸引 1 次，使气道湿化及痰液稀释，拔出吸痰管后，继续加大给氧数分钟。湿化器常与呼吸机配合使用，湿化温度为 32～35℃。患者气管拔管后严密观察患者的呼吸情况，确定有无呼吸困难等症状、有无呼吸道梗阻等情况。做好气道护理以减少患者因气道管理带来的应激反应，提高患者舒适度，加快患者康复。

（六）病情观察

腹腔镜手术患者因二氧化碳气腹引起腹压增高，导致血流动力学发生改变，使心率增加，外周静脉阻力增加，引起心排血量下降。腹压升高引起静脉回流受阻，必要时进行有创监测或中心静脉导管置管，减轻相关并发症。患者因肥胖及并发症较多，术中应密切观察患者的病情变化。

（七）麻醉护理

麻醉用药需根据患者的身高及体重来精确给药，而肥胖症患者因超重、脂肪含量高，对于麻醉用药需要严格控制。肥胖症患者因大量脂肪堆积在颈部，易引起低氧血症。同时，他们的储氧功能较弱，缺氧耐受性较低，麻醉用药较多会引起呼吸抑制。减重手术中做好麻醉护理是重中之重。

1. 麻醉监测

术前麻醉访视时严格询问患者的基本情况，掌握相关并发症等情况，务必告诉患者严格做到禁食禁饮，避免引起麻醉后呕吐、误吸。患者进入手术室后，动态监测患者血压、脉搏、呼吸、血氧饱和度，谨防术中缺氧。术中严密监测患者血压情况，合并高血压的患者严密观察患者血压情况，必要时进行有创血压监测，动态了解患者血压情况。术中严密监测二氧化碳分压，腹腔镜手术中，二氧化碳是最常用的气体，手术时间过长，二氧化碳入血较多，导致高碳酸血症，使心肌受到抑制，因此应严密监测动脉血氧分压，有利于减轻心脏负荷。

2. 麻醉插管护理

调节麻醉机的参数，准备患者所需麻醉药，保持静脉通道通畅，评估患者气道情况，做好困难气道的插管准备，插入的气管导管过深或过浅都可引起严重的并发症。气管插管过深，进入右主支气管将增加低氧血症、气胸、肺不张的发生风险；气管插管过浅，术中体位变动的时候容易脱出。因此，可采取枕头、垫子和毛巾垫高头部及肩膀，使头、上身和肩膀充分抬高超过胸部，将胸骨上凹与外耳道置于同一水平面的体位以增加插管成功率。精确评估患者气管导管插入的位置，必要时采用X线片与纤维支气管镜来确定，以便减少相关并发症的发生。

3. 麻醉拔管护理

患者由于肥胖引起颈部脂肪组织多，导致拔管后发生气道梗阻的风险巨大。气道梗阻除可导致患者死亡，负压性肺水肿的发生率也显著增加。在拔管前确定患者是否清醒，肌松药及阿片类药物残余作用是否全部消失，确保患者处于完全清醒的状态下再进行拔管。

第三节　术后护理

减重手术需要科学的团队管理，不仅局限于术前、术中，更包含术后。整个围手术期都离不开医护患的相互配合，也离不开多学科团队的合作。术前、术中护理是术后康复的基础。术后护理在很大程度上提高了患者手术治疗效果，确保了患者安全。术后护理从各个方面为患者恢复健康保驾护航，在患者出手术－麻醉恢复室－病室等过程中有专人守护，为患者提供了最安全的保障。术后护理从密切观察患者的病情变化、生理、心理、安全等各个方面护理，到术后护理评估、诊断、计划、实施、评价，更加系统、全面、有针对性，可减少术后并发症，缩短住院时间，减少患者负面情绪，改善患者的生活质量，进一步增加患者对医护的信任感，增高患者满意度。

一、术后护理评估

减重手术后做好相关护理评估，保障患者安全，明确患者术后所要解决的相关健康问题。术后护理评估是一个动态的过程，包含术后的全过程，贯穿于术后各个步骤。

（一）健康评估

1. 呼吸系统

呼吸的频率和节律是否正常、呼吸方式是否正常、有无呼吸困难、有无咳嗽咳痰、有无咳血。

2. 循环系统

有无胸痛、血压是否正常、心率是否正常。

3. 消化系统

有无恶心、呕吐、腹痛、腹胀等消化道症状，腹部有无压痛、反跳痛及肌紧张等情况。腹部引流液的量、颜色及性质。

4. 泌尿系统

小便的量、颜色及性质。

5. 内分泌系统

血糖是否正常。

6. 神经系统

语言能力、意识状态、定向力是否正常。

7. 肌肉骨骼

活动情况是否正常。

8. 皮肤黏膜

皮肤的颜色、温度、完整性，切口是否有渗血渗液。

（二）日常生活能力评估

1. 饮食

进食情况、饮食种类、营养状况。

2. 睡眠形态

睡眠是否紊乱、睡眠质量。

3. 大小便

大小便形态是否正常。

（三）社会－心理评估

1. 心理状态

是否有担心、害怕、焦虑等。

2. 角色状态

是否向术后患者角色转变。

二、主要护理问题

1）疼痛：与减重手术创伤、切口有关。

2）体液不足：与减重手术创伤引起的体液丢失、出血增加有关。

3）营养失调：低于机体需要量，与减重手术术前、术后禁食禁饮及肠道功能改变有关。

4）活动无耐力：与减重手术创伤、疼痛、营养不良有关。

5）清理呼吸道无效：与减重手术麻醉、气管插管、疼痛导致的咳嗽无力有关。

6）生活自理能力不足：与术后创伤引起疼痛、活动受限有关。

7）有皮肤完整性受损的风险：与术后长期平卧、翻身困难有关。

8）有引流管脱落的风险：与术后安置引流管，缺乏导管护理知识有关。

9）焦虑：与术后担心恢复情况有关。

10）知识缺乏：与缺乏术后自我护理相关的知识有关。

11）睡眠形态紊乱：与疼痛、环境改变有关。

12）舒适度改变：与减重手术创伤引起的疼痛有关。

三、术后护理计划及目标

通过对患者现存的、潜在的健康问题进行评估，在护理诊断的基础上运用护理等多学科的知识实施护理措施，有计划地、系统地帮助患者恢复健康。

1）患者疼痛缓解。

2）患者生命体征稳定，不存在引流物增加、出血等血容量问题。

3）补充肠外营养，营养满足机体所需。

4）患者活动耐力增强，确保活动的有效性与安全性。

5）痰液可以咳出，不发生肺部感染。

6）患者可独立完成日常生活活动。

7）没有发生皮肤完整性受损。

8）没有发生导管脱落。

9）患者焦虑情绪缓解。

10）患者自己可以说出有关减重手术后护理相关的知识。

11）患者睡眠正常。

12）患者舒适。

四、术后护理措施

（一）病情观察

根据患者的分级巡视病室，密切观察患者的病情变化，给予心电监护，持续监测血压、心率是否正常。注意观察患者有无呼吸困难等症状、有无头晕乏力等低氧血症的情况；有无心慌、大汗等低血糖症状，神志是否清楚；观察尿量，切口有无渗血渗液，引流管引流物量、颜色及性质等；严密观察有无腹痛、腹胀，腹部有无压痛、反跳痛及肌紧张等情况；有无恶心、呕吐等消化道症状；注意观察有无排便排气。

（二）疼痛护理

1. 原因

患者常因手术创伤引起切口疼痛、术后安置的引流管在活动时牵拉腹腔引起疼痛、咳嗽或呼吸引起切口疼痛。

2. 护理措施

1）倾听患者诉说疼痛的部位、性质、程度，运用数字分级评分法、文字描述法、面部表情法等多种疼痛评估工具评估患者疼痛程度。

2）指导患者正确描述疼痛及宣教镇痛剂相关知识，既不能夸大疼痛程度，也不要强忍疼痛。

3）当患者因咳嗽或呼吸引起切口疼痛时，可指导患者进行有节律的深呼吸和咳嗽，用鼻子深吸气，慢慢从口中呼气，反复进行，从而减轻疼痛。指导患者参加活动，如听音乐、看电视等，转移对疼痛的注意力。

4）协助患者采取半卧位来减轻腹部张力。指导患者学会使用收腹带减轻腹部张力，从而减轻疼痛。

5）提供干净、整洁的病床，病室注意通风，保持适宜的温度及相对湿度等，改善环境，从而促使患者身心舒适，有利于患者减轻疼痛。

6）当患者疼痛严重影响睡眠，或剧烈疼痛不能忍受时，需遵医嘱准确及时使用镇痛剂。

（三）安全护理

术后为患者提供一个安全的治疗及休息环境，满足患者的安全需要。

1. 皮肤护理

减重手术后患者活动受限，护理人员需要每 2 个小时协助患者改变 1 次体位，避免同一部位长时间受压导致皮肤受损。若改变体位后，原受压皮肤 30 分钟后未恢复正常，护理人员需要每小时协助患者改变 1 次体位，改善患者皮肤状态。指导患者及其家属学会使用翻身枕，保持肢体处于功能位，提高翻身时的舒适度。针对术后烦躁不安、谵妄的患者，也可以使用保护敷料来保护受压皮肤。针对大小便失禁的患者，每次大小便后使用温度适合的水清洁皮肤，保持会阴部及肛周皮肤的清洁与干燥，必要时涂保护膜。针对汗液分泌较旺盛的患者，病室注意通风，穿透气舒适的病员服，随时更换，保持皮肤清洁干燥。

2. 预防跌倒

减重手术后，患者体质虚弱，活动受限，建议家属 24 小时陪伴，以降低跌倒风险。在病床上休息时，应拉起床栏，以防患者坠床。同时，保持病室地板清洁干燥，并确保护栏和扶手完好，以避免患者在行走时跌倒。

3. 其他安全护理

严密监测患者生命体征，术后创伤大，患者免疫功能较低下，应避免感染。减少人员出入，医护人员应严格执行无菌操作，规范化、标准化、系统化地提供诊疗服务。

（四）饮食护理

培养良好的饮食习惯对于确保手术成功、预防体重反弹和营养不良至关重要。良好的饮食习惯有助于患者减重，从而实现最佳的手术效果。术后初期，由于需要禁食禁饮，患者将通过肠外营养来满足营养需求。一旦患者排气，可以开始少量饮水或米汤，每天 3~4 次，且无恶心、呕吐等不适症状后，可逐渐过渡到流质食物，如蔬菜汁、去油去渣的肉汤和鱼汤等。应保证饮食的多样性，以满足身体对维生素、矿物质和微量元素的需求。摄入牛奶、羊奶、蛋汤和豆类等高蛋白质食物，以确保蛋白质摄入，维持机体的免疫力和抵抗力。若进食后无不适，可逐渐增加半流质食物的摄入。由于减重手术后胃部部分被切除，患者应选择温和、柔软、易消化、清淡的食物，采取少食多餐的方式，定时定量，并细嚼慢咽。饭后应避免立即躺下、睡觉或进行剧烈运动。术后 3 个月内，应避免摄入咖啡、酒精等刺激性食物，减少甜食的集中摄入，以降低倾倒综合征的风险，并逐步增加固体食物的摄入，直至恢复正常饮食。

（五）活动指导

减重手术是一种腹部手术，手术后由于麻醉和手术操作的影响，患者可能会出现腹胀、排气延迟和排便时间延长等症状，胃肠道功能恢复缓慢。患者可能会因切口疼痛而不愿活动，导致下肢静脉血栓形成等问题。长期卧床还会增加胰岛素抵抗，减少肌肉力量，损害肺功能和组织氧合能力，引起肺不张和肺部感染等并发症。因此，麻醉清醒后，早期床上活动和下床活动至关重要。

早期床上活动应包括呼吸练习、床上翻身、上肢运动和下肢运动。

1）呼吸练习：患者取半坐卧位，通过鼻子吸气，然后缓慢通过口呼气，保持呼吸时间比例为 1∶2 或 1∶3，并根据病情和个人能力逐步增加运动强度。

2）床上翻身：协助患者在床上左右翻身，以减轻背部和骶尾部的压力，促进血液循环。

3）上肢运动：指导患者从手指到肘关节再到肩关节进行屈伸动作，并根据病情和个人能力增加运动强度。

4）下肢运动：指导患者从趾端到踝关节、膝关节、髋关节进行屈伸和内外翻动作，并根据病情和个人能力进行屈伸、抬腿和蹬腿等动作。

（六）血栓预防及护理

1. 血栓预防

肥胖症患者本就是血栓的高发人群，加上合并高血压、高血脂等疾病，且因手术时间长、长时间未活动，手术后切口疼痛、活动受限等会增加血栓形成的风险。术后做好血栓的预防措施，减少术后并发症的发生，帮助患者了解血栓的危害性，使医护患能更好地配合，更加有利于促进患者早日康复。改善患者生活方式，戒烟，控制血糖、控制血脂。指导患者正确活动，床上多翻身，多进行肘关节、踝关节运动。禁食禁饮的情况下，遵医嘱适当补液，能进食进饮的情况下鼓励患者多饮水，降低血液黏稠度。规范静脉穿刺，尽量避免深静脉穿刺及下肢穿刺。使用足底静脉泵、间歇充气加压装置。正确穿脱弹力袜。必要时使用药物治疗：皮下注射依诺肝素钠注射液、那屈肝素钙注射液，口服法华林等。

2. 血栓形成后护理

指导患者应绝对卧床休息，抬高患肢，制动，禁止按摩、热敷、理疗、剧烈运动，禁止静脉输液、测血压等操作。密切观察患肢肿胀程度及皮肤温度、色泽及动脉搏动情况，做好相关记录。观察有无胸痛、呼吸困难、咳嗽、咯血、休克等症状。必要时进行溶栓治疗。食用低脂、高纤维素、清淡、易消化的饮食，忌辛辣刺激性食物。多饮水，保持大便通畅。主动关心患者的心理变化，讲解相关治疗方法，使患者理解、积极配合，并树立战胜疾病的信心。

（七）引流管护理

减重手术后安置腹部引流管，将患者腹腔里的积血、积气等引出体外。管道应明确标记，密切观察引流管引流物量、颜色及性质，根据引流液的观察可判断术后有无大出血及患者恢复情况。引流管应妥善固定于床旁，活动时引流瓶（袋）应低于腹部伤口平面，防止逆行回流感染。防止松动、脱出。要保持引流管通畅，经常挤压引流管。定时更换引流瓶（袋）。持续吸引，防止引流管扭曲、折叠。如引流量增加，及时报告医生，给予及时处理。严格遵守无菌操作，预防感染。

（八）心理护理

减重手术后患者对身体的恢复情况存在着较大的疑虑，术后因活动受限、日常生活能力较差、形象紊乱，患者往往存在较严重的焦虑及担忧心理。因此在手术结束后应及时告知患者术中情况、目前恢复情况，减轻患者与相关知识缺乏有关的焦虑及担忧心理。可以通过同伴教育，交流相关经验、介绍术后恢复情况等，帮助患者树立信心。做好患者日常生活护理，增加患者舒适度，改善患者心情。护理人员多倾听患者内心的想法，帮助患者分析相关的心理问题，给予积极的引导，改善患者心理上的不适，使其达到心理上的放松。

（九）口腔护理

减重手术后应鼓励患者自行进行口腔护理，避免引起口腔感染而导致体温升高。若患者因疼痛不愿自行进行口腔护理，护理人员应为患者做好口腔护理：观察患者口腔有无感染；使用棉球清洁时棉球不宜过湿，防止水分过多造成误吸；保持口腔的清洁，增加患者的舒适度。针对昏迷的患者，口腔护理时应禁止漱口，以免导致误吸。

（十）其他护理措施

合并糖尿病的患者，减重手术后应及时进行空腹血糖、餐后 2 小时血糖、糖化血红蛋白、糖化白蛋白、OGTT、C 肽水平＋胰岛素释放试验、糖尿病自身抗体等检测，根据血糖情况调节胰岛素注射量，避免低血糖发作。合并高血压的患者，减重手术后应及时检测血压，根据血压情况做好药物的调节，不能随便自行停药及减药，以免诱发低血压及高血压。

（十一）健康教育

做好健康教育工作，明确减重手术后护理措施，帮助患者及其家属学习自我护理的相关知识。指导患者若有任何不适，应及时告知医护人员，以免贻误病情。指导患者保持良好的心态，正确对待疾病。

第六章 肥胖症外科治疗近期并发症的预防与护理

第一节 术后消化道瘘的预防与护理

消化道瘘指消化道与其他空腔器官或者体腔形成不正常的通道，使得消化道内容物流入其他空腔器官或者体腔，出现感染、体液丢失、营养不良，其他空腔器官功能受损的不正常改变。消化道瘘是减重手术后常见且严重的并发症之一，如果没有及时发现并得到处理，随着病情不断恶化，后期会出现严重的脓毒血症和多器官功能衰竭，危及患者生命，大大增加患者的治疗成本、降低患者生活质量。

一、原因与预防

（一）全身因素

患者自身营养状况较差，使术后组织愈合能力降低，从而出现消化道瘘。需要在术前正确评估患者营养状况，纠正营养不良后再进行手术。患者血糖过高也会致使组织愈合能力下降，增加消化道瘘的发生风险，对患者进行相关健康教育，将血糖控制在合理范围。随着患者年龄的增加，术后恢复时间会延长，心肺功能也可能存在一定问题，若术后发生肺部感染等，会使组织愈合能力进一步降低，从而增加术后消化道瘘的发生风险。术前应积极治疗患者基础疾病，若患者术前存在贫血，应先输血改善贫血，因为贫血会使机体缺氧，从而影响细胞代谢，使器官出现功能异常，严重影响患者术后恢复，增加术后消化道瘘的发生风险。研究报道，低蛋白血症是消化道瘘发生的独立危险因素，低蛋白血症将导致血液胶体渗透压降低，组织发生水肿，延缓消化道吻合口的愈合，纠正低蛋白血症能降低术后消化道瘘的发生风险。

（二）局部因素

手术时间长、出血量多及误伤也是术后发生消化道瘘的重要危险因素，应规范手术操作，缩短手术时间，减少出血量。术中吻合口缝合得过于紧密，致使吻合口周围组织缺血性坏死、愈合不佳也会增加消化道瘘的发生风险，所以术中需吻合确切，确保吻合口无张力，血运良好。吻合口周围感染会激活大量炎症反应，抑制胶原蛋白合成，而术后 3~5 天胶原蛋白降解高于合成，吻合口处牢固性最差，也易造成消化道瘘。腹腔引流管位置摆放不当使得引流不畅，未能发挥充分有效的引流作用，导致吻合口周围渗出液积聚，影响吻合口的愈合。除此之外，术后肺部感染、切口感染、腹腔感染等因素导致吻合口处供氧、供血不足，切口周围严重水肿影响吻合口愈合，这些原因均可导致消化道瘘的发生。

二、病理生理

（一）内稳态紊乱和循环血量减少

消化道瘘使大量消化液丢失，患者不能够摄入足够的营养物质，导致水电解质、酸碱失衡，代谢紊乱，若不及时妥善处理，则可引起低血容量性休克。

（二）营养不良

患者不能摄入足够营养物质或摄入后不能较好吸收，从消化道丢失大量营养物质，且机体处于高分解状态，致使微量元素缺乏，会出现营养不良。

（三）感染

消化道瘘使得消化液漏出，腐蚀其他器官，肠道菌群易位，从而逐渐引起腹膜炎、腹腔感染、腹腔脓肿、全身感染，感染会加重内稳态紊乱和营养不良，致使机体免疫功能障碍，继而加重感染。

三、临床表现

（一）局部

肠道内容物漏出，对邻近组织或器官产生刺激，出现腹胀、腹痛，停止排气排便。

（二）全身

出现高热和白细胞计数升高，吻合口经久不愈，或者愈合后又破溃。肠液的丢失会引起低血压、心动过速、少尿，甚至休克。若未得到及时妥善的处理，将引起进行性加重的腹腔感染、脓毒血症、多器官功能衰竭，甚至威胁患者的生命安全。

四、辅助检查

（一）实验室检查

血红蛋白水平、红细胞计数下降。严重感染时白细胞计数及中性粒细胞比例升高。生化检查可出现血清钠、血清钾浓度降低等电解质失衡的现象。

（二）消化道造影

见到造影剂溢出肠道即可诊断，同时还可以判断瘘的位置、瘘是否与腹腔相通、瘘口数量、瘘管走行方向、瘘上下端肠管通畅情况。

（三）B超引导下腹腔穿刺

必要时行B超引导下腹腔穿刺，穿出消化液即可诊断，同时可引流积液。

（四）CT

重视CT的作用，CT可以明确肠袢间的脓肿、深部脓肿、腹膜后脓肿、蜂窝织炎。

（五）内镜或腹腔镜乃至开腹手术探查

必要时，可行内镜或腹腔镜乃至开腹手术探查以明确诊断。

五、处理

减重手术后消化道瘘的治疗方法大致可分为保守治疗、内镜治疗和手术治疗。

（一）保守治疗

保守治疗的重点是保证有效引流，加以营养支持，及时纠正水电解质、酸碱失衡，发现感染并及时治疗。充分引流能减轻腹腔内的脓液和消化液对周围组织和器官的侵害，控制感染，促进瘘口的愈合。积极进行细菌培养，针对性地使用抗生素控制感染。明确诊断后应禁食禁饮，持续胃肠减压，减少消化液的漏出，静脉给予质子泵抑制剂和生长抑素，抑制消化液分泌，积极补液，以维持内稳态平衡。在术后消化道瘘前期，应通过静脉补充营养。随着肠道功能逐渐恢复，且得到充分引流的情况下，可逐渐进行肠内营养，以降低患者发生营养不良和肠道功能障碍的风险，防止肠道菌群失调。

（二）内镜治疗

由于内镜技术的不断发展，消化道内镜已广泛应用于消化道疾病的诊断及治疗。现已提出了各种内镜下消化道瘘的治疗方案，如内镜下纤维蛋白注射、组织黏合剂注射、局部封堵、夹闭、尼龙圈套扎等。

（三）手术治疗

对于保守治疗难以愈合的患者，应进行全面的术前评估，对具备再次手术条件者给予二次手术以修补瘘口，以免错失最佳治疗时机导致患者病情恶化，甚至威胁生命。

六、主要护理问题

1）有营养不良、体液不足的风险：与禁食禁饮、大量消化液丢失、炎症引起的机体高消耗有关。

2）舒适度的改变：与长期卧床、疾病导致的不适等有关。

3）活动无耐力：与疼痛、消化道瘘发生后体质虚弱有关。

4）有发生并发症的风险：消化道瘘的并发症包括出血、腹腔感染、粘连性肠梗阻。

5）恐惧：与生命或健康受到威胁有关。

6）知识缺乏：缺乏术后消化道瘘防治和注意事项的相关知识。

七、护理目标

1）患者生命体征平稳，无营养不良和体液不足的情况。

2）患者不适改善或消失。

3）患者活动耐力增加，确保活动的有效性与安全性。

4）无相关并发症发生。

5）患者恐惧缓解。

6）患者了解术后消化道瘘防治和注意事项的相关知识。

八、护理措施

（一）术前护理措施

1）基础护理：提供安静舒适的病室环境，保持床单位的干净整洁，让患者穿着舒适合体的病员服，及时更换污染衣服及床单，保证良好的休息。

2）体位护理：取患者感到舒适的半卧位，可在背后垫软枕，经常更换体位。在病情允许、漏出液较少的情况下，可协助患者下床进行功能锻炼，增强体质。

3）营养支持：在消化道瘘早期，肠道功能丧失时，应加强肠外营养。如果有肠道蠕动，能建立肠内营养，应及时跟进肠内营养以有效改善患者营养情况，促进肠道功能的恢复，防止肠道菌群的易位。

4）维持机体内稳态平衡：保证患者有效引流，密切观察并准确记录患者的出入量，根据患者体液丢失量、电解质检测情况，合理调节输液速度及量，维持患者内稳态平衡。

5）心理护理：给予患者消化道瘘相关知识的指导，教会患者自我观察、识别异常情况，出现问题及时向医护人员寻求帮助。加强患者之间的经验交流，使患者树立战胜疾病的信心。多与患者及其家属进行有效沟通，鼓励患者倾诉，针对患者的心理状态制订有效的护理计划，采取相应的护理措施，减轻患者心理负担。

（二）术后护理措施

1）饮食护理：根据患者耐受情况，采取合适的肠外营养，并逐渐增加营养液的浓度、量，提高输注速度。进行肠外营养时，应密切观察，预防并发症的发生。

2）体位与活动：病情平稳后，可采取半卧位，减轻腹部张力，缓解疼痛。前期卧床时，应鼓励患者翻身，进行肢体的屈伸活动，并逐渐增加活动量。鼓励患者进行深呼吸，有效咳嗽排痰，预防肺部感染的发生。在病情允许的情况下，可鼓励患者早期下床进行功能锻炼，增强体质。

3）切口护理：观察切口有无渗血渗液，及时更换污染敷料，警惕高热、腹痛、腹胀、腹部压痛的感染症状。

4）引流管护理：妥善固定引流管，避免翻身时牵拉、打折、受压，保证有效引流。定期更换引流袋，防止感染，警惕堵管的发生。密切观察并准确记录引流液的量、颜色及性质。

5）严密观察病情：密切观察生命体征的变化，及时查看各项检查结果，关注患者情绪变化。

第二节 术后出血的预防与护理

术后出血是减重手术后的主要并发症之一，一般多发生在术后早期，与患者术前合并高血压、糖尿病，应用抗凝药、吸烟、饮酒，术前评估不足、术中操作不当等众多因素有关。出血主要来源于残胃切缘，亦可出现在网膜切缘、脾上极胃短动静脉等处，少数可出现在戳卡孔处。袖状胃内出血的一般症状相对明显，当出血量相对较少的时候，会出现黑便；而当出血量相对较多的时候，则可能会出现呕血。通常，肥胖症患者腹部脂肪相对偏厚，因此很难对其腹腔内出血症状进行准确的判断。如果患者出现血压降低、心动过速等血容量减少症状而又没有胃肠道出血表现时，应考虑腹腔内出血。一旦发生术后出血，将极大影响患者康复，严重时会危及患者生命，因此了解减重手术后出血的危险因素和预防策略，对于减少患者术后出血具有重要意义。

一、原因与预防

术后出血原因包括手术操作、血压控制、药物使用及并发症、糖尿病等多方面，科学处理可能诱发术后出血的诸多因素，能够更好地防治术后出血。

（一）手术操作

这是直接导致 LSG 术后出血的关键原因，表现为没有按照胃壁厚度选取适合尺寸的钉仓、胃大弯的切割点间隔幽门的距离<2cm、过多地分离膈食管韧带与 His 角等。此外，手术期间切割闭合器出现爆针或者击发异常，也可能导致 LSG 术后出血。因此，选取适合的钉仓对于术后出血的防治意义重大。现阶段，钉仓选取更多依靠操作者的技术经验，手术期间对切缘进行细致的观察，明确切割线处在相对满意的闭合状态，如果有需要也可采取内镜引导的方式进行缝合处理，降低患者术后出血的风险。

（二）血压控制

有研究表明，合并高血压患者术后出血发生率明显升高，术中或术后血压升高均可能导致手术切缘发生出血。其中，胃切缘出血的独立危险因素就是收缩压>120mmHg，在手术期间严格将收缩压控制在不超过 120mmHg 的范围内，不仅能够显著降低胃切缘出血的危险程度，而且也有利于缝合的顺利进行。在胃切缘加固缝合完毕后，常规将收缩压提升至 140mmHg 以上再次检查切缘，对出现出血部位再次确切止血，可能对减少术后出血发生有一定作用。此外，在手术结束患者苏醒过程中，拔气管导管、疼痛、恶心、呕吐等原因均会引起血压升高，应与麻醉医生合作应用药物控制好血压。术中及术后控制血压对预防切缘出血至关重要，尤其是对术前已合并高血压患者，术后应常规使用降压药控制血压。

（三）药物使用及并发症

部分特殊药物的使用及并发症的存在也会诱发术后出血。有些痛风患者在治疗期间还需要接受非甾体类抗炎药治疗，而这些药物会对胃黏膜造成严重的伤害，使得 LSG 术后出血的风险加大。有些心肌梗死患者需要使用抗凝药，而血友病等凝血功能障碍的患者，其血液多处于低凝状态，极易诱发出血。

（四）糖尿病

相关研究表明，确诊 2 型糖尿病也是诱发 LSG 术后出血极为重要的独立危险因素，这类患者的胃切缘相较非 2 型糖尿病患者，愈合速度更慢、出血的可能性增加。

二、临床表现

（一）一般症状

少量（<400mL）及慢性出血不会表现出显著的自觉症状。而随着出血量的持续增加，患者会出现黑便及呕血。当很短的时间内出血量>400mL 时，患者则会出现口渴、血压偏高及脸色苍白等表现。当很短的时间内出血量>800mL 时，患者会表现出冷汗、血压降低、烦躁等休克反应。

（二）生命体征

血压及脉搏是衡量失血程度的关键指标。当出现急性大出血的时候，血容量会剧烈减少，患者开始表现为心率加快的代偿反应，若无法及时补充血容量或者进行有效的止血处理，则极易诱发脉搏微弱等休克表现。休克初期表现为代偿性血压升高，后续出血量持续加大，血压逐渐下降，患者进入失血性休克状态。

（三）腹部体征

腹部稍胀，肠鸣音亢进或者按压上腹部会出现轻度的压痛。

三、辅助检查

（一）实验室检查

常用实验室检查包括大便隐血、凝血功能，以及血、尿、便常规等。

（二）X 线钡餐检查

适合出血位置不明确并且处在慢性出血状态的患者。

（三）血管造影

将造影剂注射到患者的血管内，对造影剂的外溢情况进行观察，进而判断出血的区域。

（四）其他

可以选择 CT、MRI 等协助诊断。

四、处理

减重手术后出血是相对容易发生并可能自愈的一类并发症，轻症居多，偶发较为严重的出血可能危及患者生命。

（一）保守治疗

当患者的生命体征相对平稳并且出血量不大时，可选择保守治疗来进行处理。

1）快速输液、输血（血红蛋白＜70g/L 或降低值＞20g/L，心率＞120次/分钟或增加量＞20 次/分钟，收缩压＜90mmHg 或较基础血压下降＞25％，引流量较多且有增加趋势）、补充血容量，应用止血、抑酸等药物。

2）引流管注入去甲肾上腺素冰盐水，局部灌洗止血。

3）密切观察体温变化。当体温持续趋向正常时，通常表明出血得到了有效控制。此时，患者体内的积血可能正处于持续吸收的过程，整体情况相对良好。

4）其他：禁食、卧床。

（二）内镜及介入治疗

当条件许可时，应安排患者接受热凝治疗及注射疗法等内镜治疗。此外，伴随临床介入技术的持续发展与完善，其对减重手术后大出血的临床治疗效果已较理想。

（三）手术治疗

针对大量出血并且心率激增、血压强烈波动的患者，需要及早安排手术治疗。手术期间需要对出血区域进行准确的判断，经缝扎、夹闭等处理来保障止血的有效性，如果有需要也可喷射纤维蛋白凝胶及采用止血纱布等方式来止血。对于出血位置，需要安置引流管，以便手术完成后对止血效果进行观察，后续安排适当的治疗方案。

五、主要护理问题

1）体液不足：大量出血使得血容量下降，进而诱发体液不足的问题。

2）活动无耐力：因失血性周围循环衰竭，患者出现活动无耐力的问题。

3）有潜在受伤的危险：分泌物反流到气管及创伤等影响，使患者面临潜在受伤的威胁。

4）恐惧：与生命或健康受到威胁有关。

5）知识缺乏：缺乏有关术后出血防治和注意事项的相关知识。

六、护理目标

1）患者生命体征稳定，不存在异常出血，及时处理血容量不足的问题。

2）患者活动耐力增强，确保活动的有效性与安全性。

3）未发生误吸、创伤、分泌物反流入气管等。

4）患者因出血引起的恐惧减轻。

5）患者能说出有关术后出血防治和注意事项的相关知识。

七、护理措施

（一）体位与休息

为帮助患者更快地止血，需要集中安排护理及治疗操作，确保患者能够获得足够的休息。对于少量出血者，需要协助其选择相对舒适的体位进行休息，定时改变体位，并且在病情得到控制的情况下能够适量地安排更多的活动。对于大量出血者，则要求必须卧床休息，选择平卧位并且将下肢稍稍抬高，以确保患者的脑部获得足够的供血。当患者出现呕血的情况时，需要将其头部偏向一侧，避免出现误吸或者窒息，确保呼吸道始终处在畅通的状态，同时做好血液等的清理。有需要的时候，可选择负压吸引器对呼吸道进行有效的清理。

（二）肠外营养护理

术后出血期间应禁食禁饮，及时进行肠外营养的供给。

1. 合理输注，确保内环境稳定

1）对输液顺序及输注速度进行有效的控制，特别是全营养混合液输注速度不可以>200mL/h。

2）做好水电解质、酸碱平衡及液体出入量相关指标的观察及记录。

2. 定期监测与评价

前3天需要每天对血糖及血清电解质水平进行监测，后续情况稳定时每周进行1～2次监测。同时，需要每周称量体重。如果条件许可，应进行氮平衡的测定，明确营养支持的具体成效，以便合理调整护理方案。

3. 并发症观察与护理

1）静脉穿刺置管相关并发症。

（1）气胸：患者静脉穿刺或者置管完成后，表现出呼吸困难、胸痛、胸闷及同侧呼吸音变弱，很大可能是出现气胸，需立即告知医生安排有效的治疗。

（2）血管损伤：当对同一部位进行多次穿刺的时候，很大程度上会损伤血管，出现血肿及局部出血等问题，需要立即退针并进行局部按压止血。

（3）胸导管损伤：当进行左侧锁骨下静脉穿刺时，很大可能性会诱发胸导管损伤。如果穿刺期间看到淋巴液相对清亮，则需要立即退针或将导管从体内移除。

（4）空气栓塞：大量空气进入血管内会导致猝死，因此在进行锁骨下静脉穿刺期间，需要使患者处于屏气的平卧位状态。当置管完成时，也需要将导管及时地与输液管稳定连接起来。后续输液完成时，需要将导管塞紧。若怀疑空气进入患者体内，则可安排其处于左侧卧位，避免空气栓塞的形成。

2）静脉置管完成后，输液环节存在的并发症。

（1）导管移位：表现为输液不畅，或患者出现呼吸困难及颈部、胸部不适。经 X 线检查能够明确导管所处位置。因导管移位的影响，局部组织可能出现肿胀异常，此时需要立即停止输液，将导管移出体内，并进行局部处理。

（2）感染：长时间禁食及深静脉置管等可能诱发肠源性及导管性感染，需要做好防护工作。

①导管护理：每天都需要对静脉穿刺区域进行清洁处理，做好局部区域的护理工作。如果选择透明胶布封堵导管，需要按照日期要求进行更换。对穿刺区域肿胀、发热等感染表现进行实时观察。若患者出现不明原因发热及躁动不安等情况，需要立即联系医生进行有效处理，保障导管整体处于畅通的状态。

②严格在无菌原则下进行营养液的配置，并且需要在 24 小时内将营养液输完，过期需要重新配置。

③当患者的胃肠道功能正常时，需要引导其经口进食，以便患者更好地恢复健康。

（3）代谢紊乱。

①糖代谢紊乱：患者可能会出现血糖异常升高，严重时可能伴随电解质失衡、脱水及昏迷等症状。护理人员观察到患者出现异常表现时，应立即通知医生进行及时和有效的处理。在处理过程中，应暂停营养液输入，并考虑采用等渗或低渗的氯化钠溶液联合胰岛素输注，以稳定患者的血糖水平。此外，部分患者可能会出现心率加快、四肢湿冷等其他异常症状，应在医生的指导下进行葡萄糖溶液注射治疗。在进行肠外营养支持时，葡萄糖的输注速度应控制在≤5mg/（kg·min）。一旦发现患者存在糖代谢紊乱的迹象，应立即安排血糖水平检测，并根据检测结果制订相应的治疗方案。

②脂质代谢紊乱：患者出现发热及溶血等异常情况，需要立即停止脂肪乳剂输入。250mL 的 20％脂肪乳剂需要 4～5 小时的输注时间。

（4）血栓性浅静脉炎：多发生在经外周静脉进行营养液输注的肠外营养支持治疗中，肉眼能够看到输注位置的静脉表现出条索状变硬、触痛及红肿异常，少数情况下会出现发热。对此，需要采取局部湿热敷及改变输液区域等措施。

4. 提升患者舒适感

1）控制输注速度：对输注速度进行有效的控制，避免过快输注导致高热及心率不稳等，引起患者的不舒适感。

2）高热护理：在输注营养液期间，输注速度过快会使患者出现发热。发热较轻时，会在输注完成后几个小时内自行消退。若患者出现严重的高热异常，则要求遵医嘱使用药物或物理降温来更快地让患者恢复到正常体温状态。

（三）病情观察

1）监测生命体征：体温、脉搏、呼吸和血压。
2）记录出入量：记录每天尿量、出血量和液体入量。
3）精神和意识状态：有无嗜睡、精神萎靡、淡漠及意识不清等情况。
4）查看患者的肢体温度、皮肤状态、甲床的颜色及静脉的充盈度等。
5）查看呕吐物、粪便和各管道引流液的量、颜色及性质。
6）定期复查血常规。

（四）心理护理

及时清除血迹、污物，以减少对患者的不良刺激。密切观察患者有无悲观、沮丧、恐惧等心理反应，护理人员动作熟练、忙而不乱，关心、安慰患者，对患者及其家属介绍已采取的措施，帮助患者树立战胜疾病的信心。解释各种操作和检查的必要性和目的，以减轻或消除患者的疑虑、紧张、恐惧心理。

（五）大出血用药护理

1）即刻安排配血事宜，建立至少两条静脉通道，尽可能选择大号针进行静脉输液。

2）使用止血药期间需要观察药物不良反应。当抗利尿激素输注速度过快时，可能诱发腹痛及心肌梗死等不良反应，并且药物进入周围正常组织也会诱发组织坏死，不利于术后患者的恢复，需要积极做好病情观察。在应用生长抑素期间，需要严格控制输液泵的输注速度，需要在 24 小时内匀速进行输注。

（六）安全护理

轻症患者能够起身进行合理的运动，当存在活动性出血时，护理人员需要引导其缓慢地坐起及站立。其间如果患者存在心悸及出汗等情况，需要即刻卧床休息，并且将这种情况告知护理人员。当有需要的时候，安排护理人员陪同患者上厕所或采取床上排便的方式来避免病情加重。对于重症患者，需要严格参考分级护理制度落实巡视职责，加强患者病情观察。做好压疮、跌倒/坠床、非计划拔管等风险评估，落实相应预防措施。

1. 预防压疮

1）降低局部区域的受压影响。针对活动受限的患者，需要护理人员每间隔 2 小时对其进行体位的变动。若受压位置的皮肤被顺利解除压力 0.5 小时后其压红也没有消退，则需要间隔更短的时间对其进行体位变动。长时间卧床的患者，也能够经由局部减压装置及相应方式来达到局部减压的效果。此外，针对容易躁动弄伤自己的患者，需要采取透明贴膜的方式来起到局部位置的保护作用。

2）皮肤保护：用温度适合的水对皮肤进行清洁，肛周区域需要涂抹保护膜，针对大小便失禁患者做好有效的局部清洁，保障其皮肤始终处在干燥清洁的良好状态。

3）积极做好患者营养管理工作，严格遵医嘱行肠外营养，做好相关护理。

2. 预防跌倒/坠床

1）按照专科的实际情况进行诊疗的分区，严格对设施的摆放等进行规范要求。

2）确保室内光线充足，合理安排夜间照明时间。

3）及时将病区地表的水渍清洁干净，保障地表的干燥。

4）告知患者及其家属床栏的具体使用方法，避免不合理使用带来的危险。

5）使用警示标志等方式减少坠床等安全问题。

3. 预防非计划拔管

1）及时准确进行风险评估。

2）各种管路正确固定，固定稳妥。

3）特殊管路（如气管插管、外周中心静脉导管等）有安置长度的记录。

4）在实施治疗操作前，需要先对管路进行整理，确保管路不存在异常情况。

5）对清醒状态的患者及其家属告知管路的安装情况，以及其对患者术后恢复的重要意义。

6）指导患者及其家属改变体位的方式，以免导管受到破坏，避免因外在牵引而使管路的位置移动，诱发术后并发症。

7）对于不配合及意识不清醒的患者，需要进行适当的约束来确保管路位置不会移动，有需要也可安排实施镇静等处理。

8）加强巡视，对患者的合理需求予以满足。

9）做好动态观察与分析。

10）一旦发生导管脱落，立即实行非计划拔管紧急处理措施。

（七）生活护理

做好患者自理能力评估，帮助患者完成进食及排泄等相关日常活动，及时对患者的呕吐物等进行处理，做好肛周的清洁。

（八）健康教育

1）做好预防指导工作，明确术后出血防治的关键点，帮助患者及其家属掌握自我护理的有关知识。

2）当患者存在心悸、呕血等异常情况时，安排回到床上休息，并且调整好体位，避免发生误吸，及时就诊。

3）鼓励患者保持良好的心境和乐观的心态，正确对待疾病。

【知识拓展】

现阶段，中重度肥胖症及有关并发症的治疗工作更多还是借助减重手术的方式完成，其中 LSG 与基于袖状胃实现的流转手术占比最高，超过半数。事实上，虽然 LSG 不算困难，但是患者术后并发症风险较高，术后出血及胃瘘等都是需要重点关注的难题。医学界当前对其情况并未达成一致的共识，然而，手术切缘需要展开加固处理的理念被诸多外科医生认可。可选择材料加固及生物胶喷涂等来完成切缘处理，也可采取组织夹闭等方法来完成切缘处理。每位患者的情况有所差别，加固方式也会存在一定差别，技术精湛的外科团队出现术后出血的可能性不足 1%，这也说明合理的加固方式能够更好地避免术后出血，提升患者的生活质量。

第三节　术后静脉血栓栓塞症的预防与护理

静脉血栓栓塞症（Venous thromboembolism，VTE）是围手术期非预期死亡的重要病因，是心血管意外事件导致死亡的第三大常见疾病。研究表明，5%~10%的医院死亡是肺血栓栓塞症（Pulmonary thromboembolism，PTE）的直接结果。住院患者至少存在一个 VTE 的危险因素，而这个危险因素将会持续至出院后的数周。美国的 PTE 发病率约为 0.1%，每年住院患者中发生 PTE 的人数为 20 万至 30 万。

目前，越来越多的临床医护人员认识到早期识别 VTE、避免或控制其发生及发展的重要性，开始采取一系列措施防控 VTE 发生，如对于未发生 VTE 者予以高危因素评估，对于已发生 VTE 者进行恰当治疗，这些措施可有效降低致残率及死亡率。

一、定义及临床表现

VTE 包括 PTE 和深静脉血栓形成（Deep venous thrombosis，DVT）。PTE 与 DVT 是同一疾病发展的不同阶段和其在不同部位的两种临床表现，二者统称 VTE。

DVT 指血液在深静脉内不正常凝结，阻塞血管导致的静脉回流障碍。如血栓脱落，随血液循环到达肺部后可阻塞肺动脉，便会发生 PTE。DVT 典型症状为患肢肿胀、疼痛甚至溃疡，PTE 则表现为胸痛、呼吸困难甚至猝死。

血栓后综合征（Post thrombotic syndrome，PTS）：DVT 慢性期可发生 PTS，主要症状为下肢肿胀、疼痛。表现为下肢水肿、色素沉着、湿疹、静脉曲张等，严重者可出现足靴区的脂性硬皮病和溃疡。

二、血栓形成的因素

血流淤滞、流速减慢，高凝状态，血管壁受损三者称为 Virchow 三联征，是 VTE 发生的三大主要因素。与 VTE 相关的因素有很多，如表 6-1 所示。

表 6-1 血栓形成的危险因素

分类		举例
原发性	抗凝血酶缺乏	先天性异常纤维蛋白原血症、血栓调节蛋白异常、高同型半胱氨酸血症、抗心磷脂抗体综合征、纤溶酶原激活物抑制因子过量、凝血酶原 20210A 基因变异、Ⅶ因子缺乏、Ⅴ因子 Leiden 突变（活性蛋白 C 抵抗）、纤溶酶原缺乏、纤溶酶原不良血症、蛋白 S 缺乏、蛋白 C 缺乏、血液黏滞度增高
	创伤/骨折	髋部骨折、脊髓损伤
	外科手术后	疝修补术、腹部大手术、冠脉旁路移植术
	其他	脑卒中、肾病综合征、中心静脉插管、慢性静脉功能不全、吸烟、妊娠期、产褥期
继发性		血小板异常、克罗恩病、充血性心力衰竭、急性心肌梗死、恶性肿瘤、静脉内化疗、肥胖、因各种原因的制动/长期卧床

三、血栓风险评估工具

英国国家卫生与临床优化研究所（National Institute for Health and Care Excellence，NICE）发布的指南推荐，患者入院时需评估 VTE 发生的风险，入院 24 小时内和病情变化时需要重新评估 VTE 发生的风险，所有住院患者均应使用 VTE 危险因素评估量表，并根据危险因素的分级采取相应的预防措施。Morrison 等学者认为，在入院及住院期间需要持续评估血栓发生的风险，警惕 DVT 的症状和体征。对于住院患者行血栓风险评估应成为常态，常见的血栓风险评估工具如下。

（一）Caprini 评分量表

该量表是由美国学者 Caprini 等于 20 世纪 80 年代末开发并应用于临床的工具，2005 年正式发表，经过完善和修改的 Caprini 评分量表包含了患者的年龄、BMI、现病史、手术史、实验室检查、女性特有项目等 40 个条目，每个条目为 1～5 分不等。总分 0～1 分为低危，2～3 分为中危，4 分为高危，≥5 分为极高危。该量表同时推荐了不同级别风险患者的预防措施。2010 年，Caprini 等对该量表进行了修订，新版本对患者手术时间、BMI 进行了细化。

2012 年美国胸内科医师学会第 9 版指南将 Caprini 评分量表作为非骨科手术患者 VTE 风险评估工具，具体评估内容如表 6-2 所示。

表 6-2　Caprini 评分量表

分值	项目	得分：　　　分
1 分/项	□年龄 41~60 岁	
	□脓毒症（1 个月内）	
	□肥胖（BMI≥25kg/m²）	
	□小手术	
	□腿部肿胀	
	□肺功能异常，如慢性阻塞性肺疾病	
	□急性心肌梗死	
	□静脉曲张	
	□妊娠或产后（1 个月内）	
	□炎症性肠病史	
	□不明原因死胎、反复流产>3 次	
	□严重的肺部疾病，含肺炎（1 个月内）	
	□口服避孕药或激素代替治疗	
	□充血性心力衰竭（1 个月内）	
	□卧床休息的内科患者	
2 分/项	□年龄 61~74 岁	
	□恶性肿瘤	
	□无法下床>72 小时	
	□大的开放性手术（手术时间>45 分钟）	
	□腹腔镜手术（手术时间>45 分钟）	
	□关节镜手术	
	□中心静脉通道	
	□石膏固定	
3 分/项	□年龄≥75 岁	
	□DVT/PTE 史	
	□DVT/PTE 家族史	
	□肝素引起的血小板减少	
	□其他先天或获得性易栓倾向	
	□血清同型半胱氨酸酶升高	

分值	项目	得分: 分
3分/项	□凝血酶原 20210A 阳性	
	□V 因子 Leiden（FVL）阳性	
	□狼疮抗凝物阳性	
	□抗心磷脂抗体阳性	
5分/项	□脑卒中（1 个月内）	
	□急性脊髓损伤（瘫痪）（1 个月内）	
	□多处创伤（1 个月内）	
	□择期关节置换术	
	□髋关节、骨盆或下肢骨折	

（二）Padua 风险评估量表

Padua 风险评估量表是由意大利帕多瓦大学血栓栓塞中心在 2010 年设计开发的血栓栓塞评估量表，2010 年完善更新形成较为成熟的风险评估工具，包含了一般情况、BMI、VTE 史，应用对象为内科患者。

（三）静脉血栓形成危险度评分（Risk assessment profile for thromboembolism，RAPT)

RAPT 是由辛辛那提大学医学中心和密歇根大学医学中心的创伤和血管专家于 1997 年共同设计完成的，主要包括病史、创伤程度、医源性损伤及年龄 4 部分。该工具主要应用于创伤患者。

四、辅助检查

（一）血浆 D-二聚体

血浆 D-二聚体是 VTE 筛查的首选指标，但不能作为诊断指标，恶性肿瘤术后、感染、创伤等可导致血浆 D-二聚体升高，酶联免疫吸附法对 D-二聚体灵敏度高，但特异度较差。

（二）肺动脉造影

因其诊断灵敏度、特异度均较高，成为目前最常用的 VTE 诊断手段，是诊断 VTE 的"金标准"，但受空间分辨率影响，对于亚段以下肺动脉栓子的评估价值受到一定限制。肺动脉造影属于有创检查，操作相对复杂，较少用于急性 PTE 的临床诊断。相对禁忌证包括造影剂过敏、肾功能不全、妊娠等。

（三）B 超和静脉加压超声

B 超检查诊断率达 90%，但对较深的静脉血栓诊断效果较差，采用静脉加压超声可提高血栓诊断率。对于血流动力学不稳定且不适合行肺动脉造影检查的疑诊 VTE 患者，可进行静脉加压超声检查，如发现 VTE 的证据，则 VTE 诊断成立，即可启动抗栓治疗。

（四）核素肺通气/灌注显像（Ventilation perfusion scintigraphy，V/Q 显像）

V/Q 显像辐射剂量低、示踪剂使用少、较少引起过敏反应，研究显示在门诊患者采用 V/Q 显像诊断 PTE 的灵敏度为 77.4%，特异度为 97.7%；V/Q 显像排除 PTE 的灵敏度和特异度分别为 99% 和 20%，对于有肺动脉造影检查禁忌证的患者尤其具有优势。

（五）其他检查

放射性核素显像、磁共振静脉血管成像、血管内镜、血管内超声等也可考虑使用。

五、护理目标

1）患者疼痛程度减轻，舒适度提高。
2）患者及其家属掌握疼痛相关知识，学会自我调控疼痛的方法。
3）患者因血栓引起的焦虑、恐惧减轻。
4）患者掌握预防血栓的措施及注意事项。

六、围手术期预防及护理措施

（一）术前护理措施

1. 术前评估

根据 Caprini 评分量表对肥胖症患者进行 VTE 风险评估，根据评估结果对患者进行健康教育。0～1 分：低危，早期活动。2～3 分：中危，药物预防或物理预防。4 分：高危，药物预防和（或）物理预防。≥5 分：极高危，药物预防和物理预防。

2. 健康教育

1）疾病知识指导：对高危人群进行 VTE 知识宣教，讲解 VTE 发生的病因、机制等，让患者及其家属了解相关危险因素及常见症状，提高警惕性，及时识别并告知护理人员。

2）指导患者戒烟限酒，有效控制血压、血糖、血脂。教会患者及其家属选择压力系数适宜的弹力袜，并掌握穿脱的正确方法。

3）讲解术后早期活动的重要性，指导正确的活动方法，早期练习床上活动，如踝泵运动、屈膝运动等。

（二）术中护理措施

1）选择合适的穿刺部位，避免反复穿刺，若穿刺部位发生炎症反应或管路堵塞，应立即重新建立静脉通道。避免选择下肢静脉，下肢静脉血栓的发生率远高于上肢。

2）手术中尽量避免使静脉压骤然升高或静脉血流突然增加的操作，使用止血带时，切忌骤然放松，以防血流速度骤然增加将血管内形成的血栓冲脱。

3）在不影响手术效果的前提下，尽量缩短手术时间，术中积极纠正水电解质失衡，减少术中出血。手术操作轻柔，避免损伤血管从而导致血栓形成。

（三）术后护理措施

1）环境：提供安静、舒适的环境，保持适宜的温度、相对湿度，以利于静脉回流。

2）饮食与活动：饮食以流质－半流质－软食－固体食物渐进式过渡，选择易消化食物，保持大便通畅，避免便秘引起腹压过高，进而影响下肢静脉血液回流。术后早期进行抬高下肢、踝泵运动等床上活动，以利于血液回流，预防血栓。鼓励病情允许的患者早期下床活动，避免长时间保持同一姿势，逐渐增加活动量。术后禁食及进食量不够的患者遵医嘱给予营养支持，适量补充肠外营养，促进切口恢复，预防血液浓缩，减少 VTE 发生的风险。

3）病情观察：严密监测病情，记录生命体征，观察患者下肢皮肤温度、颜色及足背动脉搏动情况，注意有无下肢肿胀、隐痛等。同时，应高度警惕肺动脉栓塞，一旦发现，立即嘱患者平卧，给予氧气吸入，急性呼吸窘迫患者可行气管插管或机械辅助通气，若无溶栓禁忌证可行溶栓治疗，注意安慰患者，消除其紧张、恐惧心理。

4）预防措施：包括物理预防和药物预防。

（1）物理预防：包括间歇或持续充气气压治疗、关节持续被动活动、穿弹力袜及自主活动等。

（2）药物预防：使用肝素、华法林等抗凝药物降低血液黏滞性，以达到预防血栓形成的目的。但用药期间应密切关注出血倾向，注意有无牙龈出血、鼻出血、皮肤青紫瘀斑等。如有异常，及时汇报医生，遵医嘱处理。

（四）发生 VTE 时的护理措施

发生 VTE 时，可采取溶栓、抗凝及手术等方法，积极对症处理。发生急性 PTE 时，患者常表现为胸痛、呼吸困难、咳嗽、咯血及惊恐不安等，此时应立即嘱患者平卧，清除呼吸道异物，保持呼吸通畅，给予高流量氧气吸入，不能自主呼吸者可行人工辅助通气或气管插管，心搏骤停者应立即行心肺复苏。解除危及生命的情况后进行后续治疗。

1. 缓解疼痛

1）密切观察患肢疼痛部位、性质，皮肤的颜色，动脉搏动情况，每天测量、比较肢体直径。

2）抬高患肢，利于血液回流。

3）联合镇痛：非药物及药物联合、预防性镇痛。

2. 休息与活动

急性期患者绝对卧床休息 2 周，2 周以后可适度活动，穿弹力袜及弹力绷带。

3. 患肢护理

禁止按摩患肢，以防血栓脱落，抬高患肢，密切关注患肢疼痛及血运情况。

4. 预防并发症的发生

主要并发症为出血和血栓形成，术后观察药物不良反应、呼吸情况及血运情况，评估疼痛的性质、部位。

【知识拓展】

踝泵运动：患者平躺于床上，下肢放松，通过踝关节屈伸和环绕动作促进血液回流。屈伸动作包括趾屈和背伸，趾屈指前足尽力下踩直到极限，并保持 10 秒，背伸指脚趾尽力回勾直到极限位置，并保持 10 秒。环绕动作指踝关节的趾屈、内翻、背伸、外翻组合在一起的运动，交替进行顺时针和逆时针的运动。该方法可以有效预防 VTE，适用于长期卧床或术后暂时无法下床及下肢骨折的患者。

第四节　术后吻合口狭窄的预防与护理

吻合口狭窄指术后不能进食，或虽能进食但有吞咽梗阻症状，表现为吞咽困难、呕吐等。吻合口狭窄多发生在术后 3 个月内，导致吻合口狭窄的因素是多方面的，包括吻合技术、吻合口瘘、吻合口炎症刺激、瘢痕形成、术后饮食管理等。胃镜检查为诊断吻合口狭窄的"金标准"，一般认为，吻合口直径 < 1cm 或无法通过标准尺寸的胃镜（直径 8.6 ~ 9.8mm）即可诊断吻合口狭窄。吻合口狭窄是减重手术后常见的并发症之一，其严重影响患者术后的生活质量，增加患者治疗负担，因此做好预防和护理工作，使患者术后平稳度过术后恢复期有着重要意义。

一、原因与预防

（一）吻合技术

手术时吻合口做得过小，吻合口缝线过于密集，导致黏膜局部充血、纤维组织增生；吻合时边距太宽，使吻合口变得狭窄；使用吻合器时，选择的吻合器型号不合适。这些原因均可能导致术后出现吻合口狭窄的问题，所以在手术时，应正确评估吻合口大小是否合适，缝合时注意缝线的疏密程度，选择合适口径的吻合器进行吻合。

（二）瘢痕形成

患者自身属瘢痕体质，术后吻合口极易形成瘢痕。吻合口瘘及感染，吻合口的炎症反应、肉芽组织的增生等会增加瘢痕组织。吻合口周围空间小，周围组织压迫到吻合口瘢痕使其舒张功能降低形成狭窄。减重手术后应积极预防相关并发症，防止吻合口瘘、感染等形成瘢痕。

二、临床表现

减重手术后吻合口狭窄，主要表现为吞咽梗阻感，进食后有上腹饱胀感，恶心、呕吐，呕吐物为食物。吻合口过小，吻合口周围空间狭小致周围组织一直压迫吻合口，导致出现梗阻症状，一般在术后 2～3 天内出现，并且会一直持续，不会自行缓解。术后 6～10 天出现的梗阻症状，往往是由于吻合口炎性水肿或者痉挛所致，不是持续性的，大多数通过胃肠减压、补液及消肿等处理后，吻合口梗阻可以缓解。术后 1 个月左右出现的吞咽困难，可考虑是瘢痕形成。术后较长时间出现的梗阻症状，多考虑是由于吻合口瘘或感染所致的瘢痕形成，或是吻合口纤维组织增生所致。

三、辅助检查

（一）消化道造影

消化道造影可以了解吻合口狭窄程度。

（二）胃镜检查

胃镜检查可以判断是良性狭窄还是恶性狭窄。

四、处理

（一）保守治疗

若是由于吻合口炎性水肿或痉挛导致的吻合口狭窄，可采取禁食禁饮、胃肠减压、静脉补充营养、使用消炎药物等进行保守治疗。

（二）内镜下食管扩张术

内镜下食管扩张术是首选和常用的效果良好的方法，扩张前应行造影和胃镜检查，掌握吻合口通道走向、吻合口与血管之间的关系、吻合口狭窄程度。常用的有沙氏探条扩张术和球囊导管扩张术。扩张时及扩张后应密切观察患者有无突发性胸闷、胸痛、气紧、腹痛等表现，若有则要警惕食管、胃穿孔的可能。一般扩张术后都有不同程度出血，量少可不予处理，量多则应止血。若反应不重，术后 2 小时即可进食。

（三）内镜下支架植入术

对扩张失败、吻合口严重狭窄的患者，可以放置食管支架对狭窄部位进行支撑、扩张。支架分为暂时性和永久性，暂时性的支架放入时间为 5～7 天，因此不会对人体造成长期刺激，中远期疗效较好。

（四）吻合口切开术

吻合口切开术适用于梗阻严重而扩张术失败，但整体情况较好的患者。

五、术前护理

（一）术前主要护理问题

1）营养失调：与患者进食困难有关。
2）焦虑：与担心疾病预后有关。

3）有体液不足的危险：与进食少有关。

4）活动无耐力：与进食困难、身体虚弱有关。

5）知识缺乏：与缺少吻合口狭窄术前相关知识有关。

（二）术前护理目标

1）患者营养状况改善，满足机体需要量。

2）患者因疾病带来的焦虑情绪缓解。

3）患者生命体征平稳，无体液不足的情况发生。

4）患者活动耐力增强，确保活动的有效性与安全性。

5）患者了解吻合口狭窄的知识并积极配合治疗。

（三）术前护理措施

1）营养支持：给予流质饮食、高蛋白质饮食。因进食较少，肠内营养无法满足机体需要量时，可遵医嘱静脉补充营养。

2）心理护理：创造安静舒适的病室环境，保证良好的休息。鼓励患者倾诉，帮助患者宣泄焦虑、恐惧等不良情绪。加强患者之间的经验交流，使患者树立战胜疾病的信心。

3）静脉补液：因患者进食较少，应根据检查结果给予静脉补液，防止体液不足的情况发生。

4）在生命体征平稳、病情允许的情况下，鼓励患者量力进行活动，增强体质及活动耐力。

5）给予患者吻合口狭窄相关疾病知识的健康宣教，使患者正确认识疾病，积极配合治疗与护理。

六、术后护理

（一）术后护理问题

1）舒适度改变：与手术创伤有关。

2）活动无耐力：与手术创伤、体质虚弱有关。

3）营养失调：低于机体需要量，与患者术后禁食有关。

4）焦虑：与身体不适及担心预后有关。

5）知识缺乏：与不了解疾病术后相关知识有关。

6）潜在并发症：出血、切口感染。

（二）术后护理目标

1）患者自诉不适减轻或无不适。

2）患者活动耐力增加并逐渐增加活动量。

3）患者术后维持较好的营养状况。

4）患者因疾病带来的焦虑情绪缓解。

5）患者了解术后相关知识，并积极配合治疗与护理。

6）患者未发生并发症或发生时获得及时处理。

（三）术后护理措施

1）体位及活动：全麻术后未清醒时，采取去枕平卧位。病情平稳后，可采取半卧位，减轻腹部张力，缓解疼痛，利于引流。卧床时，应鼓励患者翻身，进行肢体的屈伸活动，并逐渐增加活动量。在病情允许的情况下，可鼓励患者早期离床进行功能锻炼，增强体质。

2）营养支持：术后禁食阶段，通过静脉补充营养。肠道蠕动恢复、肛门排气后，可开始给予少量流质饮食，并根据恢复情况，逐渐向半流质、软食和普食过渡。注意要细嚼慢咽，选用易消化、易咽下的高蛋白质、高维生素类食物。

3）切口护理：观察切口渗血渗液情况，及时更换污染的敷料。观察切口及周围皮肤有无红、肿、发热，及时发现切口感染及出血等异常。

4）引流管护理：对引流管做好标记，并妥善固定。关注引流管是否发生牵拉、打折、受压，保持引流通畅。引流液过于黏稠时，应警惕管道有无堵塞，定期更换引流袋。观察并准确记录引流液的量、颜色及性质。

5）病情观察：严密观察患者神志及监测生命体征，准确记录每天出入量，关注切口及引流液情况，注意各项检查结果有无异常。

第七章　肥胖与代谢病外科治疗
远期并发症的预防与护理

第一节　术后吻合口溃疡的预防与护理

减重手术后吻合口溃疡指发生在接近胃空肠结合处小肠黏膜的消化性溃疡，经胃切除术后再发生的溃疡称为复发性消化性溃疡，其中尤以吻合口或吻合口附近空肠黏膜的复发性消化性溃疡最为多见。LSG 术后残胃也会发生溃疡，发生部位多在胃窦切缘。研究表明，LRYGB 术后吻合口溃疡发生率为 4.0％～7.0％，而 LSG 术后吻合口溃疡发生率仍无明确数据。术后吻合口溃疡的高危因素包括幽门螺杆菌感染、胆汁反流、使用非甾体类抗炎药、胃酸过多、局部缺血、吸烟、酗酒及合并糖尿病等。首选保守治疗（质子泵抑制剂为主），保守治疗无效时可考虑进行手术。术前抗幽门螺杆菌治疗，术后连续服用 6 个月质子泵抑制剂是预防和治疗吻合口溃疡的主要手段，对保守治疗无效者应考虑内镜下修复或外科修正术。

一、原因与预防

导致术后吻合口溃疡的原因包括内科因素和外科因素。内科因素有服用非甾体类抗炎药、吸烟、幽门螺杆菌感染。外科因素包括缝线腐蚀、胃小囊过大、胃瘘导致胃酸过多。术后吻合口溃疡多与吻合口缺血、胃酸分泌过多、应用非甾体类抗炎药有关，所以术中应避免缝合过紧或血供破坏过多，术后常规使用抑酸剂。

建议减重手术后常规使用质子泵抑制剂，可降低吻合口溃疡发生率。若早期吻合口溃疡,予止血、抑酸对症处理,嘱患者出院后继续口服抑酸剂,并定期复查内镜。术后禁食刺激性食物,遵医嘱定期复查胃镜。胃肠吻合口内尽量用可吸收线。慢性胃炎患者黏膜愈合不良容易发生吻合口溃疡,为预防吻合口溃疡,一般术后口服1个月奥美拉唑40mg/d,定期复查胃镜。

二、临床表现

1) 上腹痛与术前消化性溃疡相似,通常比术前严重,多在夜间发作,常向背部放射。腹痛发作时间较长,缓解期较短,进食、使用抑酸剂或呕吐,仅能暂时缓解。

2) 纳差、恶心、呕吐及体重减轻。

3) 部分患者可并发穿孔和出血,但很少发生梗阻。

4) 腹部压痛部位与腹痛部位一致,腹痛处可有腹肌紧张。

三、并发症

(一)出血

出血是溃疡发生到一定的程度侵蚀到溃疡周围的血管,使血管破裂所致。其出血量的多少及对患者生命的危害程度取决于受损血管。当溃疡损伤毛细血管时,一般对患者危害较小,也不容易被发现,仅仅在大便隐血检查时才被发现;而损伤较大血管时,可能出现呕血或者黑便。

(二)穿孔

一般吻合口溃疡损伤胃肠道的黏膜肌层,当溃疡持续进展深达胃肠道的浆膜层时,随时可发生急性胃肠道穿孔。穿孔后胃肠道内容物流入腹腔,导致急性弥漫性腹膜炎,表现为突然上腹部剧痛、恶心、呕吐,腹部呈板样,有明显压痛及反跳痛,部分患者甚至出现休克。

四、辅助检查

1) 大便隐血:溃疡活动时,可呈持续性阳性。

2) 内镜检查:常见溃疡位于吻合口小肠侧,多数为单发溃疡,伴黏膜糜烂、充血，活检可排除恶性溃疡。

3）血清胃泌素可增高。

4）约半数患者 X 线钡餐检查可见吻合口畸形、狭窄、钡剂残留、龛影及局部压痛等。

五、处理

吻合口溃疡的治疗首选保守治疗，使用 H_2 受体阻滞剂或质子泵抑制剂，积极内科治疗胃溃疡或活动性幽门螺杆菌感染，可预防或治疗吻合口溃疡。针对吻合口溃疡可采用长期维持或间歇维持治疗。有些溃疡是由于不可吸收的缝线产生异物刺激所致，在内镜下行缝线取出即可治愈。经内科治疗无效者可手术治疗，手术方法应视原施行的手术而定，包括残胃再切除、迷走神经切断、残窦切除等。

六、主要护理问题

1）疼痛：与吻合口溃疡后出血和穿孔有关。

2）舒适度改变：与疼痛有关。

3）焦虑、恐惧：与疾病变化和知识缺乏有关。

七、护理目标

1）患者腹部疼痛情况缓解。

2）患者无穿孔、出血和梗阻等并发症的发生。

3）患者焦虑、恐惧情绪缓解。

4）患者能说出术后吻合口溃疡防治和注意事项的相关知识。

八、护理措施

1）疼痛护理：根据病情需要按时按需评估患者疼痛状况，根据医嘱使用多模式联合镇痛措施，按时使用镇痛药。

2）病情观察：术后要观察患者的生命体征是否平稳，如果出现黑便、血便等异常，要及时向医生报告，进行针对性的治疗。

3）药物护理：术后常规使用质子泵抑制剂，可降低吻合口溃疡发生率。若早期吻合口溃疡，给予止血、抑酸对症处理，嘱患者出院后继续口服抑酸剂，并定期复查内镜。慢性胃炎患者黏膜愈合不良容易发生吻合口溃疡，为预防吻合口溃疡，一般术后口服质子泵抑制剂，定期复查胃镜。

4）心理护理：因黑便、呕血、疼痛等症状，患者易出现焦虑、恐惧的心理，应及时进行心理护理，帮助患者调整心态。督促患者注意休息，避免过度焦虑与劳累。给予疾病相关知识健康宣教，帮助患者了解疾病相关知识，减轻其焦虑和恐惧心理。

第二节　术后倾倒综合征的预防与护理

倾倒综合征指在胃大部分切除和胃肠吻合术后，胃容积减少及失去幽门，胃内食糜和液体快速进入十二指肠或空肠，引起胃肠功能和血管舒张功能紊乱而出现的特异症候群。常在进食后出现腹部和全身症状，不同的胃部手术方式其发病率不同，最高可达 50%。减重手术后患者胃容积缩小，幽门括约肌功能受到影响，胃内容物迅速进入小肠而引起神经、循环系统或胃肠道症状，即倾倒综合征，分为早期倾倒综合征和晚期倾倒综合征两种类型。早期倾倒综合征大多在术后 1 个月内发生，常见的胃肠道症状有腹痛、腹胀、腹泻、反酸、恶心、呕吐等。晚期倾倒综合征一般在手术半年后发生，于进餐后 1～3 小时发生，可出现头晕、乏力、饥饿感、心悸、晕厥、大汗淋漓、血压下降等神经性低血糖症状。

一、原因

（一）血糖及血容量改变

胃切除术后，患者失去了幽门的调节功能，残胃容积缩小，以及迷走神经切除影响了餐后胃的舒张，以致餐后大量高渗性食糜骤然进入十二指肠或空肠。肠腔内的高渗糖和肠壁中的细胞外液迅速交换，以保持肠腔内容物和肠壁之间渗透压的平衡，并导致血糖明显升高、血容量下降。在短时间内，可有多达 1/4 的有效循环血容量渗入肠腔，致使血液浓缩，引起脉搏加速和虚脱等症状。

（二）消化道激素的作用

胃切除术后有倾倒综合征表现者血管弛缓素水平增高，无倾倒综合征表现者则无此表现。血管弛缓素能增加外周血流量和毛细血管的通透性，并可导致消化道平滑肌收缩，因而可出现血管弛张和胃肠道症状。因此，有人认为本征的发生，与血管弛缓素-缓激肽系统的活动有关。

（三）精神神经因素

临床观察发现，患者术前精神状态属于兴奋型或紧张型的，术后较易发生倾倒综合征。精神神经因素可使幽门调节功能障碍而致胃的排空加快，甚至未曾做过胃切除术者也可导致倾倒综合征。

二、临床表现

早期倾倒综合征多于术后1个月内开始进食时发生，症状出现在餐后1小时之内，而禁食状态下则无症状出现，流质及富含糖类的食物尤其难以耐受。症状轻重不同，可分为全身性躯体症状和胃肠道症状。全身性躯体症状包括头晕、心悸、心动过速、极度软弱、大量出汗、颤抖、面色苍白或潮红，严重者有血压下降、晕厥。胃肠道症状包括上腹部温热感、饱胀不适、恶心、呕吐、肠鸣，有时有排便急迫感。通常持续1小时左右可自行缓解，餐后平卧可避免发作。重症患者可因惧怕进食而体重下降。

晚期倾倒综合征多于术后半年以上发病，于餐后1~3小时出现症状，如软弱无力、饥饿感、心悸、出汗、头晕、焦虑，甚至精神错乱、晕厥。绝大部分患者具有早期倾倒综合征表现，或早期倾倒综合征表现和晚期倾倒综合征表现同时存在。少数患者仅表现为晚期倾倒综合征。

三、处理

1）对于倾倒综合征的治疗，首先要少食多餐，要减少淀粉类食物，适量增加一些蛋白质、脂肪类食物。通过饮食调整来缓解症状，避免吃过浓、过甜和过咸的流质食物。

2）可用抗组胺或抗乙酰胆碱制剂、抗痉挛剂和镇静药。近年来也有试用抗 5-羟色胺药物，取得一定的效果，应用生长抑素治疗亦有效。少数患者症状显著，经上述药物治疗和预防措施无效时，可考虑手术治疗。

3）早期患者常因惧怕进食后出现症状，而采取控制饮食等措施，导致消瘦和营养不良。因此，应加强患者的心理护理，进行针对性的饮食指导，使患者及其家属懂得少食多餐对预防术后并发症及术后康复的重要性，能有效控制倾倒综合征的发生。

四、主要护理问题

1）活动无耐力：与血糖不稳定有关。
2）有潜在性受伤的危险：与突发眩晕、低血糖有关。
3）恐惧：与生命或健康受到威胁有关。
4）知识缺乏：缺乏术后倾倒综合征的相关知识。

五、护理目标

1）患者生命体征稳定，不存在低血糖或其他生命体征异常。
2）患者活动耐力增强，确保活动的有效性与安全性。
3）患者因倾倒综合征引起的恐惧缓解。
4）患者能说出术后防治倾倒综合征的相关知识和注意事项。

六、护理措施

（一）饮食护理

1）少食多餐，为使残胃不空、不胀，患者每天进食最好在 6 餐以上，每餐由 60mL 逐渐增加到 100mL，尽可能按照供给餐次与数量定时、定量进食，避免食物一次在胃中蓄积过多导致胃胀等不适。

2）进食时不饮用汤和饮料，因为流食通过胃肠太快，如要饮用汤和饮料等流食，可在餐前或餐后 1 小时左右饮用。

3）以高热量、高蛋白质、低糖饮食为宜，控制碳水化合物的摄入，忌食甜食或饮用甜饮料等。

4）避免刺激性食物，减少对残胃的刺激。

5）进食速度要慢，餐后不可立即活动，平卧 30 分钟最佳。这样可以减缓食物重力作用造成的食物进入十二指肠过快，或重量对肠道压力过大而带来的不适，同时能延长食物的停留时间，减少空肠过分膨胀，使食物通过小肠的速度减慢，促进食物进一步消化、吸收。也可适当用腹带，延迟胃排空，避免暴饮暴食。

（二）病情观察

严密观察患者脉搏、血压、腹部情况等。观察有无低血糖反应，若出现应及时报告医生。

（三）加强卫生宣教

向患者介绍倾倒综合征相关知识，帮助手术患者正确选择和食用营养丰富的食物，做好膳食搭配。

（四）心理护理

医护人员要经常与患者交谈，进行心理疏导。让患者了解此病并非不治之症，只要进行饮食调理、改变一些易诱发本症的习惯、合理营养，就可以控制症状，也可以治愈。倾倒综合征患者由于恐惧进食，可能导致营养不良。因此，应耐心与患者交谈，鼓励其进食，消除其顾虑，提高患者的信心。

第三节　术后胆囊结石的预防与护理

胆囊结石是胆固醇结石或以胆固醇为主的混合型结石和黑色素结石，多由胆汁淤积、雌性激素水平过高、高脂肪饮食、脂类代谢异常、胃切除和胃肠吻合术等因素引起。脂质代谢异常可引起胆汁的成分和理化性质发生变化，使胆汁中的胆固醇呈过饱和的状态并析出、沉淀、结晶而形成结石。胆囊结石是外科常见疾病之一，受饮食、生活习惯的影响，胆囊结石发病率逐年升高。胆囊结石被证实与 BMI 成正相关关系，有研究显示，BMI>40kg/m² 的患者发生胆囊结石的风险是 BMI 正常人群的 8 倍。同时，胆囊结石也是减重手术后的一大远期并发症。据文献报道，减重手术后患者发生胆囊结石的概率是普通人群的 5 倍，其中 13%～36% 发生在术后 6 个月左右，其原因可能与减重手术后饮食量明显减少及消化道结构改变有关。

一、原因

（一）胆固醇饱和

减重手术切除了部分胃组织，残胃容积缩小，进食量较术前减少，消化摄入脂肪所需要的胆汁量减少，而肝脏合成的胆汁量并无明显的变化，从而导致胆汁量相对过剩，胆固醇合成增多。另外，患者术后低热量、低脂肪的饮食，导致机体分解代谢增加，胆汁中胆固醇浓度升高。

（二）消化道重建

减重手术后消化道重建方式根据食物是否通过十二指肠分为生理性重建（LSG）与非生理性重建（LRYGB），研究表明非生理性重建术后胆囊结石发病率要明显高于生理性重建。不同的重建方式最终通过消化道激素的变化影响结石的形成。LSG 术后食物不通过十二指肠使得胆囊收缩素分泌减少，胆囊收缩功能紊乱，Oddi 括约肌张力下降，在其他胃肠道激素的联合作用下，胆汁排泄不畅、淤积，利于结石形成。

二、临床表现

平时无症状或仅有上腹部不适，当结石阻塞胆道并继发感染时，可表现为典型的 Charcot 三联征。

（一）腹痛

发生在剑突下或右上腹部，呈阵发性绞痛，或持续性疼痛伴阵发性加剧，疼痛可向右肩背部放射。

（二）寒战、高热

胆道梗阻并继发感染后引起的全身症状，多发生在剧烈的腹痛后，体温可高达 39~40℃，呈弛张热。

（三）黄疸

胆道梗阻后胆红素反流入血所致，黄疸程度取决于胆管梗阻的程度和是否继发感染。若为完全性梗阻，则黄疸呈进行性加深，患者可有小便颜色加深、皮肤瘙痒等症状。若为不完全性梗阻或结石有所松动，则黄疸程度轻，呈波动性。

（四）消化道症状

恶心、呕吐、腹胀、嗳气。

三、辅助检查

（一）B超

B超是首选检查方法，作为临床诊断的线索。

（二）CT

CT可全面显示结石分布位置，多与B超联合检查，提供可靠依据。

（三）MRI、MRCP

MRI和MRCP可全面显示结石的分布、肝实质的病变、胆道狭窄及扩张，是无创性胆道影像诊断方法，兼具断层扫描及胆道成像的优点。

（四）实验室检查

白细胞计数、中性粒细胞比例升高，血清胆红素增高，尿胆红素增高。

四、处理

处理原则：取出胆道内结石，解除胆道梗阻或狭窄，去除感染灶。

胆囊结石主要以手术治疗为主。通过取出结石解除胆道梗阻或狭窄，去除感染灶，通畅引流胆汁，预防结石的复发。在肝外胆管结石的治疗中，胆总管切开取石、T管引流术是首选的方法，还包括胆肠吻合术、Oddi括约肌切开成形术、微创外科治疗。肝内胆管结石手术方式包括肝切除术、胆管切开取石术、胆肠吻合术等。

五、护理问题

1）疼痛：与胆道内结石嵌顿所致的胆道梗阻、感染、Oddi 括约肌痉挛有关。

2）体温过高：与胆道结石导致的急性胆道炎有关。

3）营养失调：低于机体需要量，与发热及摄入不足有关。

4）有皮肤完整性受损的危险：与胆道梗阻、胆盐沉积所致的皮肤瘙痒有关。

5）潜在并发症：出血、感染。

六、护理目标

1）患者自诉疼痛有所缓解。

2）有效控制体温。

3）营养满足机体需要，营养状况良好。

4）保持皮肤完整性。

5）未出现相关并发症。

七、护理措施

（一）术前护理

1）病情观察：严密观察患者是否有腹痛、寒战、高热、黄疸等症状，若出现应及时通知医生，积极对症处理。

2）缓解疼痛：指导患者卧床休息，观察疼痛的部位、性质、诱因等，遵医嘱使用解痉镇痛、消炎利胆的药物。

3）控制体温：若患者出现发热，根据实际情况采用物理降温或药物降温。遵医嘱使用抗生素控制感染，恢复正常体温。

4）营养支持：给予低脂、高碳水化合物、高蛋白质、高维生素的饮食。患者出现明显的右上腹或剑突下疼痛，并且伴有高热、寒战，怀疑存在胆道梗阻时应禁食禁饮，通过肠外营养途径供给营养。

5）皮肤护理：患者可能因高热、寒战大量出汗，应及时更换浸湿的衣物，保持床单位的清洁干燥。受胆道梗阻、胆盐沉积影响，患者可能出现皮肤瘙痒，可用温水擦拭皮肤，涂抹具有止痒作用的药膏，缓解患者瘙痒不适感。

（二）术后护理

1）病情观察：严密监测患者生命体征、腹部体征及引流管情况，评估有无出血、引流是否有效等。

2）体位与活动：在患者清醒前去枕平卧位，头偏向一侧，清醒后可改为自主平卧位或半卧位，以患者感觉舒适为宜。在患者疼痛缓解、精神好转后，指导患者在床上进行肢体活动、深呼吸等运动，促进胃肠功能恢复，避免肠粘连。在指导患者活动过程中，需保护切口，避免牵拉引流管。

3）疼痛护理：在进行护理操作时应动作轻柔，关注患者疼痛情况。指导患者通过深呼吸、音乐放松疗法、注意力转移法等方式缓解疼痛。遵医嘱使用镇痛泵及镇痛药缓解疼痛。

4）切口护理：观察切口渗血渗液情况，及时更换污染的敷料。评估切口处有无出现红、肿、发热等感染征兆，及时控制感染。指导患者活动时注意保护切口，避免切口裂开、出血。

5）引流管护理：①妥善固定引流管，防止导管滑脱，避免翻身时牵拉、打折、受压，保证有效引流。②保持引流管通畅，定时巡查病室时应关注引流管是否通畅，可通过挤压引流管判断。③观察引流液的量、颜色及性质并准确做好记录。④定时更换引流袋或引流瓶，更换引流装置时严格遵守无菌操作，预防感染。⑤如引流量突然增加、颜色改变时，应及时通知医生，给予处理。⑥引流管应低于出口平面，防止引流液逆行回流感染。

6）饮食护理：术后患者需禁食禁饮，待肠道功能恢复、肛门排气后，遵医嘱从流质、半流质、软食过渡到普通饮食。患者需进食低脂肪、低热量、低胆固醇的食物，补充优质的蛋白质，食用新鲜蔬菜、水果，尽量不要食用辛辣刺激和生冷、质硬的食物。

7）并发症的预防及护理。①出血：观察患者生命体征，是否出现面色苍白、脉搏细速、血压下降。观察切口及引流袋是否有出血现象。观察患者有无呕血、黑便等情况。遵医嘱合理应用止血药物，如果出现出血，应及时告知医生，并协助处理。②感染：保持引流管通畅，避免引流管弯曲、打折，导致胆汁引流不畅，防止胆汁反流。观察切口有无出现红、肿、发热等，腹部是否有腹痛、腹胀、压痛及反跳痛等腹部感染症状，及早发现并控制感染。

第四节　术后营养不良的预防与护理

　　在过去的几十年中，世界范围内肥胖症的发病率增长迅速。肥胖是多因素共同作用导致的，受到遗传因素、环境因素、社会行为因素等的影响。社会经济的发展，工业化、机械化的进步，这些因素加上大量精加工、高热量的饮食，创造了一种"易肥胖"环境。据相关文献报道，现代食品加工技术导致食品中微量营养素含量相对降低，许多肥胖症患者术前能量、脂肪摄入严重超标，膳食营养素摄入不足，这些不健康的饮食习惯导致患者在术前就存在各种营养物质缺乏症。

　　减重手术通过缩小胃容量，减少能量的摄入、限制食物形态的选择，术后大多数患者的食欲也受到一定的影响。同时术后胃酸的形成和分泌减少、消化道吸收面积减少、食糜与消化液的接触时间缩短，影响营养物质与某些微量元素在胃、十二指肠、空肠等位置的消化吸收。术后患者存在食物不耐受、维生素缺乏、蛋白质营养不良等营养相关问题。术后营养不良是减重手术后远期并发症之一，可能在减重手术后数月、数年发生。

一、原因与预防

（一）手术方式

　　LSG 通过缩小胃的容积来减少对食物的吸收。该手术没有改变胃肠道的基本结构与功能，因此术后不易出现营养不良、维生素缺乏等并发症，少数患者在术后可能出现硫胺素缺乏。

　　LRYGB 属于限制摄入与减少吸收混合型的减重手术，LRYGB 是目前开展较多的手术方式之一，其通过改变肠道结构、缩小胃的空间与小肠的长度达到减重效果。有研究显示，该术式在短期内有较为明显的减重及降糖效果，但术后营养不良并发症的发生率较其他手术方式更高（12.3%）。因人为旷置了较多的小肠，术后发生营养不良的风险较高，如缺乏维生素、微量元素等。相关文献表明，LRYGB 组维生素 B_{12} 在术后 6 个月下降趋势较明显，从术前的 421.42ng/L 下降至 327.46ng/L，采用该术式患者术后需补充更大剂量维生素

B_{12}和叶酸。由于铁元素的主要吸收部位在十二指肠和近端空肠，因此 LRYGB 术后铁缺乏症发生的可能性也更高。

手术方式的选择需结合患者自身情况，包括患者的期望值（患者的目标减重值）、消化道情况评估、对不同手术方式的承受能力、手术相关费用、术后并发症承受能力等。根据国内指南推荐，在评估患者无特殊的情况下，优先选择并发症少的手术方式，绝大多数合并代谢综合征的单纯性肥胖症患者选择行 LSG，可减少术后营养不良等并发症的风险。

（二）手术前后营养物质缺乏

1. 蛋白质

蛋白质是人体所必需的宏量营养素，在人体的生长发育中起着重要作用，其饮食来源包括谷物、坚果、豆类、动物蛋白质等。在减重手术后，食物摄入大量减少、体重下降，导致机体蛋白质水平迅速下降。

与减重手术相关的最严重的宏量营养素并发症是蛋白质营养不良。据相关研究数据显示，LRYGB 术后，蛋白质营养不良的发生率估计高达 13%。由于胃容量缩小等因素，减重手术后许多患者对富含蛋白质的食物不耐受，肠道解剖结构改变和胆胰功能改变，导致蛋白质消化吸收不良。为避免术后蛋白质缺乏的发生，术后每天可给予患者至少 60g 的蛋白质补充，以优质蛋白质为主。对于蛋白质营养不良较严重的患者，可采取肠外营养支持。

2. 钙与维生素 D

维生素 D 缺乏症是肥胖症患者中常见的微量营养素缺乏症。维生素 D 是类固醇激素的前体，作为脂溶性维生素，在钙和磷的代谢、免疫调节中起关键作用。最新证据显示，维生素 D 在多种疾病中具有预防和治疗作用，如自身免疫性疾病、某些类型的癌症（食管癌、乳腺癌、结肠癌）、心血管疾病。根据目前制定的标准，血清 25－羟维生素 D 水平低于 20ng/mL（50nmol/L）被定义为维生素 D 缺乏症。研究表明，65%～93%的减重手术患者在术前即合并维生素 D 和钙缺乏，减重手术后胃肠结构、功能变化的影响，维生素 D 的吸收减少。估计有 10%～25%减重手术患者在 2 年后出现钙缺乏症，25%～48%减重手术患者在 2 年后出现维生素 D 缺乏症。减重手术后应维持机体内 25－羟维生素 D 水平>30ng/mL，患者在术后应当常规每日补充 1000～3000U 维生素 D，并定期监测 25－羟维生素 D、甲状旁腺激素等指标。同时，人体皮肤组织中含 7－脱氢胆固醇，在阳光或紫外光照射下可转化成维生素 D_3，因此多晒太阳、提高户外活动频率也能够降低维生素 D 缺乏的风险。

3. 维生素 B_1 (硫胺素)

硫胺素是参与碳水化合物代谢过程的重要辅助因子。人体不能内源性产生硫胺素，必须从饮食中获取。其重要来源包括小麦胚芽和全谷类、豆类、坚果、鸡蛋、瘦猪肉、鱼、牛肉和内脏。有相关数据表明，在进行减重手术的患者中，术前硫胺素缺乏症患病率估计在 15.5%～29.0%。由于硫胺素是水溶性的，在摄入量不足或吸收不良的情况下，体内硫胺素的有限储备会在 2～3 周内耗尽。此外，肥胖症患者消耗大量碳水化合物的过程需要更多体内储备的硫胺素，导致硫胺素的消耗进一步增加。因此在术后没有充足摄入时，易出现硫胺素缺乏。每天正常成年男性推荐摄入量为 1.2～1.5mg，女性为 1.0～1.1mg。若患者术后发生硫胺素缺乏，可肌内注射硫胺素 10mg，每天 1～2 次。

4. 维生素 B_{12}

据文献报道，肥胖症患者中维生素 B_{12} 缺乏症的发病率为 2%～18%。肥胖症患者的日常饮食中可能含有更多的碳水化合物和脂肪、动物蛋白质，其中所含的维生素 B_{12} 较少。除此之外，几种常见的药物也会影响维生素 B_{12} 的吸收和储存。二甲双胍治疗已被证明与生化性维生素 B_{12} 缺乏症和贫血有关，用于治疗胃食管反流病的质子泵抑制剂也可能增加维生素 B_{12} 缺乏症的风险。

约 1/3 接受限制摄入与减少吸收混合型减重手术 (如 LRYGB) 的患者在手术后出现维生素 B_{12} 缺乏症。主要机制与内壁因子的分泌减少有关，食物中的维生素 B_{12} 必须与内壁因子结合才能被机体吸收。其他因素包括胃酸缺乏症，抑制胃蛋白酶原向胃蛋白酶的转化，导致维生素 B_{12} 无法从蛋白质结合的饮食形式中释放。

5. 铁

11.5%～15.0% 的肥胖症患者术前常合并铁缺乏，在实施减重手术后，胃容量减小，含铁食物摄入量不足，同时受到胃酸分泌减少、胃排空加速影响，三价铁无法有效转化为可以吸收的二价铁，食物中铁的生物利用率下降，因此机体吸收的铁元素量减少。若发生缺铁性贫血，可口服铁剂补充，补充剂量为 150～200mg/d，同时服用维生素 C 促进铁的吸收。对于铁剂不耐受或口服严重吸收不良的患者，可采取静脉补铁的方式。

6. 锌

锌在促进人体的生长发育、提高人体免疫力、促进伤口或创伤的愈合中发挥着重要的作用，锌可以在整个小肠吸收，十二指肠、空肠、回肠是其主要的吸收部位。LRYGB 通过使食物绕过胃大部、十二指肠和第一段空肠，极大地影响了食物摄入和吸收，因此该术式术后会导致锌的缺乏。

二、临床表现

（一）蛋白质缺乏

蛋白质缺乏主要表现为代谢率下降，机体抵抗力下降，肌肉无力，头发、指甲脱落，以及随着严重程度的增加而出现全身性水肿。

（二）维生素 D 缺乏

维生素 D 缺乏可表现为骨骼疼痛、肌肉酸软无力，剧烈活动易导致骨折、骨头变形，增加骨质疏松、低磷血症的风险，还可继发甲状腺功能亢进。部分患者可能出现出汗盗汗、腰背疼痛，女性患者也可能会有痛经等异常的表现。

（三）维生素 B_1 缺乏

维生素 B_1 缺乏可导致严重的神经系统病变，如脚气病。常见症状为疲乏、肌肉无力、记忆力下降、周围神经系统病变。消化系统表现为腹胀、便秘、纳差。心血管系统可表现为心动过速、水肿。对于术后体重下降迅速、呕吐严重的患者，应当严密监测维生素 B_1 水平。

（四）维生素 B_{12} 缺乏

维生素 B_{12} 缺乏主要表现为巨幼细胞贫血，牙龈、唇舌发白，牙龈出血，月经失调，精神忧郁，头痛，记忆力减退。

（五）铁缺乏

铁缺乏主要表现为缺铁性贫血、疲乏、精神萎靡、头晕头痛、面色苍白萎黄。女性还可表现为月经量少、闭经或月经量多、痛经等，口腔易发生溃疡。

（六）锌缺乏

锌缺乏可导致免疫功能下降，伤口愈合缓慢；肠病性肢端皮炎、复发性口腔溃疡；夜盲症、视神经萎缩；男性性腺功能减退、性功能下降。

三、辅助检查

所有年龄段患者在减重手术后均易发生营养缺乏，但营养相关指标多可检测，能够做到早期预防与及时治疗。针对术后营养不良，关键是术前进行各类营养筛查，完善营养指标检查，做好围手术期预防，术后规律监测营养指标，尽早发现并及时补充营养素。根据指南建议，患者术后需根据专业营养师的建议制订阶段性的饮食计划，适当补充多种维生素、矿物质及微量元素，以满足机体需要。

（一）蛋白质评估

可检测血清白蛋白、球蛋白或总蛋白水平，或通过双 X 线吸收法或身体阻抗评估测量身体成分。血清白蛋白的正常范围在 40～55g/L，血清球蛋白为 20～30g/L，血清总蛋白为 60～80g/L。

（二）血常规检查

血常规检查是临床上基础的实验室检查之一。检查项目包括红细胞计数、白细胞计数、血红蛋白水平及血小板计数等。因为减重手术后患者进食量减少且吸收降低，复查血常规可及时了解患者是否发生了贫血。

（三）生化检查

生化检查项目包括肝功能、肾功能、电解质。可以了解患者术后的肝功能、肾功能，以及体内电解质是否出现紊乱。

（四）人体成分测定

人体成分测定分为体脂重和瘦体重。其中体脂重指人体内的脂肪重量，瘦体重包括体内的所有非脂肪组织，如骨骼、水、肌肉、结缔组织、牙齿。

（五）血清脂类测定

主要指标包括血清胆固醇、甘油三酯、磷脂和游离脂肪酸。血清胆固醇参考范围在 2.86~5.98mmol/L。严重营养不良可导致血清胆固醇水平下降。

（六）维生素评估

可通过膳食调查、实验室检查及临床症状和体征综合进行患者术后维生素状况的评定，来判断患者术后是否发生维生素缺乏症。维生素实验室检查包括维生素 A、维生素 B_1、维生素 B_6、维生素 B_{12}、叶酸、维生素 C、维生素 D、25－羟维生素 D_3、1,25－羟维生素 D_3、维生素 E、维生素 K。

（七）微量元素检查

一般包括钙、锌、铁、碘、铜等几种微量元素。可通过采集静脉血或末梢血检查、人体毛发检查。

四、处理

（一）术前及术后的营养筛查

肥胖症患者的营养缺乏症发病率较高，与长期营养质量低的高热量、高脂肪饮食有关，减重手术前及术后的营养筛查对于解决术前营养缺乏、术后营养不良等问题有重要的参考作用。患者在术前、术后进行饮食营养咨询，可帮助患者制订合理的营养摄入方案。减重手术患者需要进行严谨、科学的营养管理，包括术前做好全面的营养评估，术后定期监测微量营养素，终身补充足量的维生素及微量元素，以避免营养不良的发生。

（二）个人准备

患者在术前就诊时应当详尽、全面地告知医生个人基本情况，包括现病史、既往史、家族史等，告知医生目前身体存在的问题及不适症状、日常服药情况等。除个人基本情况外，需要告知医生与代谢综合征相关的情况，如体重增长情况、个人饮食习惯、生活习惯，若近期有相关检验、检查结果，如心电图、血糖、血脂、腹部 B 超、性激素测定等，也应悉数告知医生，最好携带报告，以便于评估病情，完善术前检查，制订合适的手术治疗方案与术前及术后营养方案。同时医疗团队需做好患者术前健康宣教，告知患者大致的治疗方案及治疗过程的注意事项，确保患者知情并为术前、术后限制性饮食改变和生活方式改变做好准备。

（三）术后随访

根据《中国肥胖及 2 型糖尿病外科治疗指南（2019 版）》建议，患者术后随访的节点分别是术后 1 个月、3 个月、6 个月、1 年，1 年以后每年随访 1 次。随访内容包括术后营养和运动调查及教育；体重、腹围、皮下脂肪、呼吸、心率、血压、体温、代谢相关药物使用、血常规、尿常规、血糖及生化检查等。

术后监测营养状况：针对术后容易出现营养缺乏这一问题，定期监测包括维生素、微量元素、蛋白质在内的多种营养素。早期营养缺乏症状不明显，不容易察觉，一旦出现症状可能会对身体造成严重伤害，所以需要通过定期复查监测体内营养素水平。

术后监测减重效果，防止复胖：定期复查可以让医生了解患者术后的饮食营养情况、体重变化情况，有助于调整不良饮食习惯，维持减重效果。

五、护理问题

1）营养失调：与术后摄入量减少、吸收不良有关。
2）活动无耐力：术后营养物质缺乏，出现贫血、疲乏等症状。
3）知识缺乏：术后进食、营养摄入的相关知识缺乏。

六、护理目标

1）患者能够获得足够热量、水、电解质和各类营养物质，营养状态改善。
2）患者活动耐力增强，确保活动的安全性和有效性。
3）患者能够描述术后饮食注意事项及个人营养摄入需求。

七、护理措施

（一）指导患者遵医嘱补充营养素，保证营养摄入量

通过与患者沟通，明确患者对于未来生活方式、饮食规划的疑惑，针对患

者的疑惑给予解释和指导。饮食方面具体包括如下方面。

1）阶段饮食：若术后肠蠕动恢复较好，无恶心、呕吐、腹胀等不适，在医生的指导下可以进食。术后饮食遵循渐进式阶段饮食，分为四个阶段，即清流质饮食、流质饮食、软食、普食。术后第1周进食清流质饮食，术后第2周进食流质饮食，术后第3周至术后3个月进食半流质饮食或软食，术后3个月后进食普食。

2）进餐时间：术后胃容积较术前大为减少。短时间内过量进食，导致进食后出现腹胀、呕吐，大大增加了胃的压力，有可能撑破胃壁，出现胃瘘等严重并发症。因此患者术后开始进食后，每餐进食时间为20~30分钟，进食速度宜慢，做到细嚼慢咽。

3）控制饥饿感：①调整进餐顺序，先吃体积大的再吃体积小的，先吃液体再吃固体，先吃低热量的再吃高热量的。②细嚼慢咽，从开始进餐到大脑产生饱腹感需要20分钟，如果20分钟内结束进餐，在大脑还没有接收到"吃饱"的信号之前，就可能已经吃了过多的食物。通过增加咀嚼次数可以放慢吃饭速度，应保证每口食物至少咀嚼20次才吞下。③术后3个月进入普食阶段，可以通过增加纤维素摄入来增强饱腹感。④进餐时不看报纸、电视，专心进餐。⑤进餐时不喝甜饮料。

（二）指导患者术后渐进式活动

术后患者回到病室后，协助患者每2小时变换体位。指导患者在床上做握拳训练、踝泵运动，促进血液循环。术后第2天可采取半卧位，进行呼吸锻炼及上肢活动。若患者自觉无不适，可在家属的陪同下在床边进行活动，逐渐增加运动量及运动时间，如有不适应立即平卧休息。

（三）做好术后及出院健康教育，告知患者遵医嘱定期随访

为防止术后并发症发生、监测患者减重效果及身体营养状况，术后需定期进行随访。随访的时间节点为术后1个月、3个月、6个月和1年，1年以后每年随访1次。随访项目需遵医嘱，可参考《中国肥胖及2型糖尿病外科治疗指南（2019版）》。

第五节　术后胃食管反流的预防与护理

减重手术后胃食管反流是由胃、十二指肠内容物反流入食管引起的食管炎症性病变，内镜下表现为食管黏膜的破损，即食管糜烂和（或）食管溃疡。减重手术后胃食管反流可发生于任何年龄的人群，成年人发病率随年龄增长而升高。西方国家的发病率高，而亚洲地区发病率低。这种地域性差异可能与遗传和环境因素有关。高龄、肥胖、吸烟、饮酒及精神压力大是减重手术后胃食管反流的高发因素。减重手术后胃食管反流症状典型，如反酸、胃灼热、胸骨后疼痛，在术后早期或晚期都可能出现。

一、原因

1）减重手术后胃食管反流多与术中切割闭合胃壁操作相关。术中角切迹处胃组织切割过多、吻合器多次切割时切割线不在同一平面而呈螺旋状，可导致术后残胃狭窄，压力明显升高，胃排空延迟，出现反流、呕吐。

2）胃食管反流可能与术中去除了大部分壁细胞，导致术后胃酸分泌减少，同时体重下降致腹压减小相关。

3）因 LSG 术后胃排空速度加快而引起，或因部分患者术前即患有胃食管反流性疾病或存在食管裂孔疝。因此建议在行 LSG 的同时行食管裂孔疝修补。如症状较重，可给予质子泵抑制剂。

二、预防

1）忌酒戒烟：烟草中含尼古丁，可降低食管下段括约肌压力，使其处于松弛状态，加重反流。酒的主要成分为乙醇，不仅能刺激胃酸分泌，还能使食管下段括约肌松弛，是引起胃食管反流的原因之一。

2）注意少量多餐，吃低脂饮食，可降低进食后反流症状的频率。相反，高脂饮食可促进小肠黏膜释放胆囊收缩素，易导致胃肠道内容物反流。

3）晚餐不宜吃得过饱，避免餐后立刻平卧。

4）肥胖者应该减轻体重。因为过度肥胖者腹压增高，可促进胃液反流，特别是平卧位更严重，应积极减轻体重以改善反流症状。

5）保持心情舒畅，增加适宜的体育锻炼。

6）就寝时床头整体宜抬高 10～15cm，对减轻夜间反流是个行之有效的办法。

7）尽量减少增加腹压的活动，如过度弯腰、穿紧身衣裤、扎紧腰带等。

8）应在医生指导下用药，避免乱服药物产生不良反应。

三、临床表现

1）典型表现为胃灼烧、反流和胸痛。胃灼烧指胸骨后向颈部放射的烧灼感，反流指胃内容物反流到咽部或口腔。反流症状多发生于饱餐后，夜间反流严重时可影响患者睡眠。

2）疾病后期食管瘢痕形成狭窄，烧灼感和烧灼痛逐渐减轻，但出现永久性咽下困难，进食固体食物时可引起堵塞感或疼痛。

3）严重食管炎者可出现食管黏膜糜烂而致出血，多为慢性少量出血。长期或大量出血均可导致缺铁性贫血。

四、辅助检查

1）上消化道钡餐 X 线检查：注意有无胃食管反流或食管狭窄，并了解胃和十二指肠情况。

2）内镜及活组织检查：内镜检查是诊断反流性食管炎的"金标准"。内镜可以确诊反流性食管炎，可评估其严重程度并进行分级。同时可排除上消化道器质性疾病等。

3）核素检查：用核素标记液体，观察平卧位及腹部加压时有无过多的胃食管反流。

4）食管滴酸试验：患者取坐位，插鼻胃管并固定于距门齿 30～35cm 处，先滴入生理盐水 5～10mL，共 15 分钟，若无不适，再以同法滴入 0.1mol/L 盐酸 15 分钟，若出现胸骨后疼痛或灼热感为阳性。

5）心电图：疼痛发作时应行心电图检查，以便进行鉴别。

五、处理

胃食管反流患者在内镜及造影检查提示无胃腔狭窄时，应嘱患者少食多餐，口服质子泵抑制剂。对于严重胃食管反流保守治疗无明显缓解的患者，可行 LRYGB 作为修复性手术。

（一）药物治疗

1）H_2 受体阻滞剂：H_2 受体阻滞剂是目前临床治疗胃食管反流的主要药物。此类药物与组胺竞争胃壁细胞上的 H_2 受体并与之结合，抑制组胺刺激胃壁细胞的泌酸作用，减少胃酸分泌，从而降低反流液对食管黏膜的损害作用，缓解症状及促进损伤食管黏膜愈合。目前有 4 种 H_2 受体阻滞剂在临床上广泛应用，即西咪替丁、雷尼替丁、法莫替丁及尼扎替丁。

2）质子泵抑制剂：质子泵抑制剂通过非竞争性不可逆的对抗作用，抑制胃壁细胞内的质子泵，产生较 H_2 受体阻滞剂更强更持久的抑酸效应。目前临床上常用的此类药物有奥美拉唑、兰索拉唑和泮托拉唑。

3）促动力药：胃食管反流是一种动力障碍性疾病，常存在食管、胃运动功能异常，H_2 受体阻滞剂及质子泵抑制剂治疗无效时，可应用促动力药。促动力药治疗胃食管反流的疗效与 H_2 受体阻滞剂相似，但对于伴随腹胀、嗳气等动力障碍症状者效果明显优于 H_2 受体阻滞剂。常用药包括多潘立酮、西沙必利、左舒必利等。

4）黏膜保护剂：硫糖铝作为一种局部作用制剂，服用硫糖铝对胃食管反流症状的控制和食管炎的愈合与标准剂量的 H_2 受体阻滞剂的疗效相似。但亦有学者认为，硫糖铝对胃食管反流无效。铝碳酸镁能结合反流的胆酸，减少其对黏膜的损伤，并能作为物理屏障黏附于黏膜表面。现已在临床上广泛应用。

（二）外科治疗

对于严重胃食管反流保守治疗无明显缓解的患者，可行 LRYGB 作为修复性手术。

六、主要护理问题

1）营养失调：与胃食管反流造成的呕吐有关。

2）疼痛：与胃食管反流造成的胸骨柄疼痛有关。

七、护理目标

1）患者疼痛缓解。
2）患者因疼痛和疾病引起的恐惧缓解。
3）患者营养状况改善。
4）患者能说出术后胃食管反流防治和注意事项的相关知识。

八、护理措施

（一）体位护理

指导患者餐后取直立或半坐卧位，对于反流较严重的患者，平卧时应将床头抬高 10~15cm。

（二）用药护理

指导并叮嘱患者遵医嘱服药，不可擅自更换药物种类、增减药量，甚至停药。注意观察药物的疗效和不良反应。

（三）口腔护理

有自理能力的患者应做到早晚刷牙、饭后漱口。对于没有自理能力的患者，护理人员应为其选择适当漱口溶液并做好口腔护理。

（四）并发症护理

密切观察患者的病情变化，若出现反流性食管炎、肺炎或出血等并发症且难以控制时，应及时报告医生。

（五）饮食护理

指导患者少食多餐，选择低脂、易消化的饮食，适当增加豆制品、瘦猪肉、鸡蛋等食物，少吃或不吃油炸食物，忌辛辣刺激饮食，避免食用浓茶、咖啡、巧克力等食物。餐后和反流后适量饮用温开水，以减少食物对食管的刺激。对吞咽困难的患者给予流质或半流质饮食，必要时禁食。睡前 3~4 小时不要进食。

（六）健康教育

1）遵医嘱坚持服药，定期复查。

2）进食后端坐或慢走 30 分钟，适当进行体育锻炼。

3）保持良好心态，避免精神紧张。

4）如有胃灼热、排黑便、持续疼痛不缓解等情况，应及时就诊。

第八章　肥胖症外科治疗预后与随访

第一节　肥胖症外科治疗预后

手术减重是利用医学外科手段，在减轻患者体重的同时改善患者的全身症状，比如高血压、高血脂、糖尿病等症状的医疗方法。大多数患者在术后半年到 1 年的时间内，减重比可以达到 50%～80%。而在减重手术后 2 年内，体重与代谢性疾病可以得到最大限度的改善。减重手术可以降低 2 型糖尿病相关病死率，减少心血管疾病危险因素，降低未来发生心血管疾病的风险和相关病死率，增加患者长期存活率。

一、2 型糖尿病的预后

2 型糖尿病是一种常见的内分泌代谢性疾病，由于多种病因导致体内胰岛素分泌不足或者胰岛素抵抗，从而出现血糖水平持续升高。主要表现为"三多一少"，即吃得多、喝得多、排尿多，同时体重减轻。

尽管糖尿病的药物治疗不断取得进展，然而对患者血糖的长期控制效果并不理想，大多数患者最终死于糖尿病的各种并发症。减重手术可以通过减少胃容积、改善胰岛素抵抗来改善胰岛功能，从而控制血糖。目前，减重手术对于肥胖症伴 2 型糖尿病患者的治疗效果已得到公认，国内外内分泌及外科协会均出台指南，明确指出减重手术可作为符合条件的 2 型糖尿病患者的治疗策略之一。

中华医学会糖尿病分会及外科学分会联合发布的《手术治疗糖尿病专家共识（2011）》对糖尿病的手术指征做出了明确的建议：

1）BMI>35kg/m² 的有或无并发症的 2 型糖尿病亚裔人群中，可考虑行减重/胃肠代谢手术。

2）BMI 30~35kg/m² 且有 2 型糖尿病的亚裔人群中，生活方式和药物治疗难以控制血糖或并发症时，尤其具有心血管风险因素时，减重/胃肠代谢手术应是治疗选择之一。

3）BMI 28.0~29.9kg/m² 的亚裔人群中，如果其合并 2 型糖尿病，并有腹型肥胖（女性腰围>85cm，男性腰围>90cm），且至少额外符合以下 2 条代谢综合征标准：高甘油三酯水平、低高密度脂蛋白胆固醇水平、高血压。对上述患者行减重/胃肠代谢手术也可考虑为治疗选择之一。

4）对于 BMI≥40kg/m² 或 35kg/m² 伴有严重并发症，且年龄≥15 岁、骨骼发育成熟，按 Tanner 发育分级处于 4 或 5 级的儿童，在患者知情同意的情况下，腹腔镜下可调节胃束带减容术（Laparoscopic adjustable gastric banding，LAGB）或 LRYGB 也可考虑为治疗选择之一。

5）对于 BMI 25.0~27.9kg/m² 的 2 型糖尿病患者，应在患者知情同意的情况下进行手术，严格按研究方案进行。但是这些手术的性质应该被视为伦理委员会事先批准的试验研究的一部分，而不应广泛推广。

6）年龄<60 岁或身体一般状况较好，手术风险较低的 2 型糖尿病患者。

二、高血压的预后

高血压指血液在血管中流动时对血管壁造成的压力值持续高于正常的现象，主要表现有头痛、疲倦或不安、心律失常、心悸、耳鸣等。

根据血压升高的水平，可将高血压分为 1 级（轻度）、2 级（中度）、3 级（重度）高血压。1 级高血压血压值为 140~159/90~99mmHg。2 级高血压血压值为 160~179/100~109mmHg。3 级高血压血压值不低于 180/110mmHg。

高血压常被称为"无声的杀手"，大多数患者可在没有任何症状的情况下发病，并且血管壁长期承受着高于正常的压力会导致心、脑、肾等重要器官的损害。肥胖是原发性高血压的主要危险因素之一。减重手术后约 80% 的原发性高血压可获得缓解，已成为治疗原发性高血压新的希望。目前减重手术治疗高血压的机制尚不明确，有学者认为可能与减重手术后血浆瘦素的下降有关，瘦素可直接作用于血管壁引起血管收缩或舒张，从而改变血压。也有学者称减重手术可以通过减少肥胖症患者的体脂率，达到治疗原发性高血压的目的，因为有报道指出白种人的肌肉交感神经系统活化与体脂率相关。

三、高脂血症的预后

高脂血症常被称为高血脂，通常指血浆中甘油三酯和（或）总胆固醇升高，也包括低密度脂蛋白胆固醇升高和高密度脂蛋白胆固醇降低。长期高脂血症可导致一系列伴随疾病，引起动脉粥样硬化时可能会出现胸闷、胸痛、头晕、跛行等症状。引起糖尿病时可能出现多饮、多尿症状。过多脂质沉积于肝脏及脾脏时，患者会出现肝脏、脾脏体积增大。

符合以下空腹静脉血浆检查指标 1 项及以上，可诊断血脂异常：总胆固醇≥6.2mmol/L、低密度脂蛋白胆固醇≥4.1mmol/L、甘油三酯≥2.3mmol/L、高密度脂蛋白胆固醇<1.0mmol/L。当总胆固醇≥5.2mmol/L 和低密度脂蛋白胆固醇≥3.4mmol/L 时定义为边缘性血脂升高，旨在提醒患者加强血脂监测。

脂肪摄入过多、脂蛋白合成及代谢过程的异常均可导致血脂异常。超重与肥胖均为脂质代谢异常的危险因素。减重手术使患者脂肪被"甩掉"的同时，高血脂、血管硬化等也一同被"甩掉"了，其他肥胖症的并发症也能得到很好的改善。

四、阻塞型睡眠呼吸暂停综合征的预后

阻塞型睡眠呼吸暂停综合征即鼾症，俗称打呼噜。流行病学显示，肥胖症患者阻塞型睡眠呼吸暂停综合征发病率是一般人群的 15～30 倍，因为肥胖症患者喉咙附近软组织比普通人群要厚且松弛，当睡觉时松弛的组织下垂容易阻塞上呼吸道，导致睡眠呼吸频繁暂停。且肥胖症患者腹部内脏脂肪堆积，使膈肌上抬，影响横膈运动，使肺下界上移，肺泡有效容积减少，肺活量降低，导致呼吸效率降低，长期发作引起阻塞型睡眠呼吸暂停综合征。主要表现为睡眠呼吸暂停、打鼾及呼吸不畅伴缺氧，导致白天困倦及其他症状。

2013 版的美国《阻塞型睡眠呼吸暂停综合征规范诊疗指南》强烈建议肥胖型阻塞型睡眠呼吸暂停综合征患者进行减重治疗，减重手术是目前治疗肥胖型阻塞型睡眠呼吸暂停综合征最有效的方法。减重手术治疗阻塞型睡眠呼吸暂停综合征的机制是术后随着患者体重的下降，上呼吸道狭窄情况得到缓解，咽部、舌头及胸腹部脂肪明显减少，呼吸功能较术前显著改善。

五、痛风的预后

痛风指嘌呤代谢紊乱和（或）尿酸排泄障碍所致血尿酸增高的一组异质性疾病。临床特点是高尿酸血症、痛风性急性关节炎反复发作、痛风石沉积、特征性慢性关节炎和关节畸形，常累及肾脏引起间质性肾炎和肾尿酸结石形成。

有研究发现，肥胖症是高尿酸血症的独立危险因素。肥胖症患者摄入的热量过多，从而为嘌呤合成提供足够的能量，导致尿酸合成增加。同时肥胖症导致的胰岛素抵抗会增强尿液的重吸收作用，并且可导致水钠潴留和尿液酸化。多数肥胖的痛风患者在降低体重后，不仅血尿酸水平下降，尿酸清除率及尿酸盐转换率升高，而且尿酸池亦缩小。

六、心血管疾病的预后

心血管疾病是心脏血管和脑血管疾病的统称，泛指由于高脂血症、血液黏稠、动脉粥样硬化、高血压等所导致的心脏及全身组织发生的缺血性或出血性疾病，具有高发病率、高致残率和高死亡率的特点。心血管疾病的常见症状有心悸、气促、端坐呼吸、夜间阵发性呼吸困难、胸骨后的压迫性或紧缩性疼痛、胸闷不适、水肿、发绀、晕厥、咳嗽、咯血、虚弱、嗳气、上腹痛、恶心、呕吐、左后背痛、左手臂痛等。

肥胖症导致的多器官负面效应使得肥胖症成为心血管疾病的独立危险因素。肥胖症导致的心血管损害可大致分为：肥胖相关性心脏病，如心力衰竭、心肌病和心律失常；肥胖相关性血管病，如动脉粥样硬化、高血压、静脉血栓和功能不全、外周血管病。根据 WHO 的数据，估计全球至少 23 亿人存在超重（BMI>25kg/m²），其中 7 亿人属于肥胖（BMI>30kg/m²）。而同卵双胞胎的研究显示 BMI 每增加 4.5kg/m²，心力衰竭风险增加 93%，缺血性脑卒中风险增加 83%。因为肥胖带来的心血管疾病的危害性，多个国家的心血管疾病控制指南都将控制体重列入减轻心血管负担的重要措施。《手术治疗糖尿病专家共识（2011）》特别提出了 BMI 在 30～35kg/m² 的 2 型糖尿病亚裔人群中，生活方式和药物治疗难以控制血糖或并发症时，尤其具有心血管风险因素时，减重手术应是治疗选择之一，提示了减重手术对心血管疾病具有重大意义。

多数研究结果显示，减重手术后脂肪相关指标都出现了明显下降。减重手术在长期稳定地降低肥胖症患者体重、改善患者生活质量的同时，可显著减低肥胖症患者的心血管疾病风险与病死率。对于其他减重治疗手段无效，同时又伴高心血管疾病风险的肥胖症患者，减重手术将是一个有效的选择。

七、性功能障碍的预后

肥胖症及其并发症通过影响女性患者的自我形象、体内激素分泌等方式影响女性性功能。

减重手术改善女性性功能的机制目前并未完全明确，但目前研究认为主要与术后 BMI 显著下降带来的激素水平改变及社会－心理状态的改变有关。减重手术能改变患者的黄体生成素、促卵泡激素、雄激素水平，影响雌激素水平从而改善女性肥胖症患者的性功能。当然，社会－心理因素对女性患者性功能的影响不可忽视，术后患者原本的负面的自身形象、抑郁症状都得到了一定的改善，这种积极的心理状态改变可促使患者性心理向积极面转化，改善患者性生活主观感受，提升患者性功能。

减重手术改善男性性功能的机制，可能是多因素的。减重手术引起的体重快速减轻，消除了由于过度肥胖导致的促性腺激素调节和雄激素分泌的紊乱，改善了性腺功能，睾酮水平得到提高，肥胖相关疾病得到改善甚至治愈，血管内皮功能变好，身体运动功能更强，社会－心理状态回归正常，因而勃起功能、性欲及性生活满意度也相应地获得明显改善。

八、肥胖相关肿瘤的预后

肥胖增加了代谢综合征、高血压、心肌梗死及脑卒中的风险，许多肥胖相关肿瘤的发病率越来越高，如前列腺癌、乳腺癌、结肠癌、子宫内膜癌、胆囊癌和食管癌等。这些疾病的高危因素里，都离不开肥胖这一因素。

减重手术是否减轻肥胖相关肿瘤的风险，可能取决于性别和随访时间。一项针对美国西部地区的健康保险和医疗保健系统的研究采集了多个州的医疗数据，包括近 2.22 万 2005—2012 年接受减重手术的肥胖症患者数据，以及超过 6.64 万未接受减重手术的肥胖症患者数据，其中超过 80％ 的研究参与者是女性。

有研究显示，减重手术后 3.5 年内，约有 2500 人患上肿瘤。但与那些没有做过减重手术的肥胖症患者相比，做过减重手术的患者患肿瘤的可能性降低了 1/3，特别是肥胖相关肿瘤类型。研究人员指出，减重手术可降低患肿瘤的风险，尤其对于与肥胖相关的几类肿瘤，包括乳腺癌、子宫内膜癌、胰腺癌和结肠癌。这项研究并没有证明减重手术与避免某些肿瘤的因果关系，但所能减低的风险是显著的。报告称，减重手术会让绝经后女性患乳腺癌的风险下降42%，让女性肥胖症患者患子宫内膜癌的风险下降50%。

从目前的研究来看，减重手术只降低女性患者肥胖相关肿瘤的发病风险，而对男性无影响。此外，减重手术可能仅降低10年以内的肥胖相关肿瘤的发病率。当随访时间超过10年时，减重手术对肥胖相关肿瘤的发病率无显著影响。

所以说，较短时间内，减重手术是能够降低肥胖相关肿瘤的发病风险的，但因为目前大多数患者的随访时间不到10年，所以无法很好地说明减重手术对肿瘤所产生的长远持续的影响。

第二节　肥胖症外科治疗随访

一、随访的目的

根据宾夕法尼亚大学护理学院对减重手术的研究发现，那些接受减重手术并且按照建议参加5次医护人员随访观察的患者，在术后2年里减轻的平均体重为113磅（约51kg）。而那些只坚持了2次随访的患者，在2年内减轻的平均体重为57磅（约26kg）。减重手术仅仅是减重的一部分，并非一劳永逸。

1. 防止术后并发症发生

定期随访能让医生及时观察、发现并处理各种术后并发症。

2. 监测身体营养状况

术后容易出现营养缺乏，包括维生素、微量元素、蛋白质等缺乏。早期营养缺乏症状不明显、不容易被察觉，一旦出现症状可能会对身体造成严重伤害，所以需要通过定期随访监测体内营养素水平。

3. 监测减重效果，防止复胖的发生

定期随访可以让医生了解患者术后的饮食、体重状况，指导进一步的饮食调整，维持减重效果。

二、随访的时间及项目

随访的节点为术后 1 个月、3 个月、6 个月和 1 年，1 年后每年随访 1 次。随访项目可根据《中国肥胖及 2 型糖尿病外科治疗指南（2019 版）》建议，具体项目见表 8-1。

表 8-1　减重手术术前、术后监测及随访项目

项目	术前	术后			
		1 个月	3 个月	6 个月	1 年
营养和运动调查及教育	√	√	√	√	√
体重、腹围、皮下脂肪	√	√	√	√	√
呼吸、心率、血压、体温	√	√	√	√	√
药物使用（代谢相关）	√	√	√	√	√
血糖	√	√	√	√	√
血常规、尿常规	√	—	√	√	√
血液生化	√		√	√	√
口服葡萄糖耐量试验（OGTT）	√		√	√	√
血清胰岛素和 C 肽	√		√	√	√
糖化血红蛋白（HbA1c）	√		√	√	√
血清维生素与微量元素	√		—		√
骨密度	—	—	—	—	—
其他检查	—	—	—	—	—
并发症监测	√	—	√	√	√

注："√"为术后不同时间必须检查项目。"—"为术后不同时间非必须检查项目。体重、腹围、皮下脂肪至少每周自测 1 次，血糖至少每月监测 1 次，骨密度每 2 年检查 1 次，其他检查根据临床需要实施。

（一）OGTT

OGTT 是通过测试人体对所摄入葡萄糖的耐受能力，进而诊断糖尿病的一种实验室检查方法。简单来讲，就是检查口服一定量的葡萄糖后在一定的时间内血糖的变化。健康人即使一次性摄入大量的碳水化合物，血糖浓度也只是暂时性地轻度升高，很快便能恢复到正常水平，这种情况称为

葡萄糖耐量正常。当体内存在胰岛素抵抗和（或）胰岛素分泌不足时，机体对糖的利用及转化能力下降，在进食一定量的葡萄糖后，血糖浓度便会显著升高，而且短时间内不能恢复至正常水平，这种现象称为糖耐量异常。

具体操作方法：嘱患者空腹 8～10 小时，抽取空腹静脉血糖，然后将 75g 无水葡萄糖粉（儿童则予每千克体重 1.75g）溶于 300mL 温水中，嘱患者于 3～5 分钟内喝下，从喝第一口开始计时，分别于 30 分钟、1 小时、2 小时、3 小时抽取静脉血送检。

正常参考值：空腹血糖 3.9～6.1mmol/L，血糖在口服葡萄糖 0.5～1.0 小时达高峰，峰值<8.99mmol/L，2 小时内血糖<7.8mmol/L，3 小时后血糖恢复正常。

注意事项：

1）试验前要求禁食时间至少达到 8 小时，检查过程中不得进食。

2）试验前 3～7 天必须停用一切可能影响血糖的药物，如糖皮质激素、避孕药、噻嗪类利尿剂、磺胺类药物等，以免影响试验结果。

3）试验前 3 天应保持正常进食，每天饮食中碳水化合物的含量不得低于 250～300g，否则，试验结果可能呈现"假阳性"。

4）试验前及试验过程中，要求受试者不喝浓茶、咖啡等刺激性饮料，不要吸烟，不做剧烈运动，保持心情平静，避免精神刺激。

5）胃切除术后会加快肠道对葡萄糖的吸收，不适宜做 OGTT，必须采用静脉注射葡萄糖耐量试验。具体方法是将 50% 葡萄糖溶液 50mL（或每千克体重 0.5g 葡萄糖）静脉注射，然后按口服法时间点留取标本送检。

6）为保证检查结果的准确性，血标本应在抽取后立即送检。

（二）糖化血红蛋白

糖化血红蛋白（Glycosylated hemoglobin，HbA1c）是红细胞中的血红蛋白与血清中的糖类相结合的产物，是衡量血糖控制的"金标准"。其含量的多少取决于血糖浓度，以及血糖与血红蛋白接触时间，而与抽血时间、患者是否空腹、是否使用胰岛素等因素无关。血糖只能反映测定当时的葡萄糖水平，而糖化血红蛋白则可反映较长时间内（2～3 个月）血糖的平均水平，尤其与近 1～2 个月的血糖相关程度最好。

（三）血常规

血常规检查指通过观察血细胞的数量变化及形态分布，判断血液状况及疾病的检查。检查项目主要有红细胞计数、白细胞计数、血红蛋白水平及血小板计数等。减重手术后，患者进食量减少且吸收降低，复查血常规可及时了解患者是否发生了贫血。

（四）血液生化

血液生化的检查项目比较多，减重手术后一般检测生化1+4即可，包括肝功能、肾功能、电解质，可以了解患者术后的肝、肾的代谢功能，以及体内电解质是否出现失衡。

（五）血清维生素及微量元素

经口摄入减少及胃和小肠食物吸收能力的减弱会减少多种维生素和微量元素的吸收，减重手术后常见的营养缺乏包括维生素 B_{12}、维生素 D、铁和钙的缺乏。

1）维生素 B_{12} 缺乏：维生素 B_{12} 需与胃黏膜细胞分泌的内壁因子结合形成复合物才能被回肠吸收。减重手术后，胃黏膜与食物接触的时间缩短，且接触面积减少，容易导致维生素 B_{12} 的缺乏。由于人体可储备大量维生素 B_{12}，因此其起病隐匿，缺乏常发生于减重手术后 2 年以后，术后应进行长期、规律的实验室监测。临床表现以巨幼细胞贫血、神经功能障碍、舌炎和皮肤广泛对称性色素沉着为特征。

2）铁缺乏及贫血：肥胖症患者往往术前就合并铁缺乏，减重手术后由于胃酸分泌减少，三价铁无法有效转化为可被人体吸收的二价铁，导致缺铁的发生。缺铁早期可无症状，往往会被忽视。临床表现主要有两类。一类是因为缺铁引起的贫血症状，比如颜面苍白、头晕乏力，严重的时候会发生胸闷、心悸、呼吸困难、心功能不全等症状。另一类是因为缺铁本身导致患者出现反甲及异食癖。为了及时识别缺铁的发生，术后需定期监测血清铁离子、铁蛋白、总铁结合力等生化指标。一旦发生缺铁性贫血，则应在医生指导下及时补充铁剂，治疗药物通常有硫酸亚铁、富马酸亚铁或葡萄糖酸铁，同时应注意补充维生素 C 以促进铁的吸收。对于无法耐受口服补铁或严重铁吸收不良的患者可选择静脉补铁。

3）维生素 D 及钙的缺乏：维生素 D 的主要作用是调节钙、磷代谢，钙主要在十二指肠和近端空肠吸收，由于减重手术后维生素 D 在小肠的吸收能力减弱，进而促进肠内钙磷吸收和骨质钙化，从而导致继发性甲状旁腺功能亢进，而继发性甲状旁腺功能亢进会激活破骨细胞导致骨量减少和骨质疏松，并增加骨折的风险。术后应坚持随访，常规补充钙剂。

（六）骨密度

骨密度指骨骼矿物质密度，是提示骨骼强度、预测骨折危险性的重要依据。

正常值：骨密度常用 T 值表示，是一个相对值，正常参考值在−1～+1。骨密度检查是通过调查中国北方汉族健康人的骨密度值作为标准，用我们每个人测出的数值去对比这个标准，当 T 值<−2.5 时，提示为骨质疏松；T 值<−4.75，考虑为重度骨质疏松。测量方法如下。

1）单光子吸收测定法：该方法在我国应用较多，且设备简单、价格低廉，适合于流行病学普查。但是该方法不能测定脊椎骨的骨密度。

2）双能 X 线吸收测定法：该仪器可测量全身任何部位的骨量，精确度高，对人体危害较小，检测一个部位的辐射剂量等于一张胸片的 1/30。

3）定量 CT：能精确地选择特定部位的骨骼测量骨密度，因受试者接受的 X 线量较大，仅用于研究。

4）超声波测定法：该法操作简便、安全无害、价格便宜。

三、术后生活指导

（一）饮食指导

减重手术后，大多数患者体重有明显的下降，很多患者误认为这样就达到了减重手术的目的和效果，而不去纠正自己错误的饮食习惯。术后的饮食指导尤为重要。

1）术后第 1 周：可进食清流质饮食，即不含任何渣滓及产气的液体食物，如米汤、蛋清汤、稀藕粉汤等，不可进食牛奶、豆浆等易导致胀气的食物。要保证每天液体摄入量（汤＋水）在 1500～2000mL，可以每小时 1 次，平均每次 100～150mL，一次性无法进食 100～150mL 液体者，可酌情减量，总液体量不足时可增加进食次数。能量维持在 400～500kcal/d。

2）术后第 2 周：进食高蛋白质、低脂肪的流质饮食，包括各种米汤、绿豆汤、薄面汤、稀藕粉汤、稀米糊汤、过滤肉汤、排骨汤、鱼汤、浓番茄汤、冲蛋羹、低脂牛奶、低脂酸奶、蔬菜汁、水果汁、豆浆。应避免食用碳酸类饮品及易使胃肠胀气的富含纤维素的蔬菜水果，如洋葱、韭菜、芹菜、笋类、菌类等。应注意饮食多样化，尽量做到均衡膳食。保证每天液体摄入量（汤＋水）>2000mL，进食间隔可缩短至 0.5～1.0 小时，进食量仍需控制在每次 100～150mL。一次性无法进食 100～150mL 液体者，可酌情减量，总液体量不足时可增加进食次数。能量维持在 600～800kcal/d。

3）术后第 3 周至第 3 个月：进食易消化的半流质饮食、软食，包括以下食物。

（1）主食：烂面条、蛋黄粥、米粥、肉末粥、软米饭、软烂馄饨、软烂饺子、软面包、少油蛋糕等。

（2）肉类：少筋瘦肉制成的肉末、鱼丸、虾泥、细嫩瘦肉，尽量选择鱼肉、虾肉、鸡肉、动物血等。

（3）蛋类：蒸蛋羹、煮荷包蛋、少油炒鸡蛋等。

（4）奶类：低脂牛奶/羊奶、低脂酸奶等。

（5）豆类：豆腐、豆腐脑、豆浆、碎豆腐干等。

（6）蔬菜：含纤维素少的嫩菜叶、煮烂去皮瓜类蔬菜、蔬菜泥等。

保证每天水摄入量（汤＋水）>2000mL，每餐进食量控制在 150mL 以内，切勿过饱，每餐的进食时间维持在 20～30 分钟。能量逐渐增加至 1000kcal/d。

4）术后 3 个月后：进食低热量、低脂普食。恢复普食后，能量摄入相对放宽，保证每天能量控制在 1000～1600kcal，蛋白质摄入量 1.0～1.5g/kg，存在吸收不良的患者增加到 1.5～2.0g/kg，并保证每天进食 5 种以上蔬菜或水果，以保证维生素和纤维素的摄入。

（二）运动指导

术后规律的运动能保持减重效果，防止复胖，且体重快速大量下降会出现皮肤松弛现象，长期规律运动有助于术后保持良好体型。有氧运动和抗阻运动是减重手术后较好的运动方式，最好是二者结合。鼓励每周进行 300 分钟（至少 150 分钟）的有氧运动，以及每周进行 2～3 次力量训练。

1）有氧运动：人体在氧气充分供应的情况下进行的运动。是不是有氧运动，衡量的标准是心率。心率保持在 150 次/分钟的为有氧运动，因为此时血液可以供给足够的氧气。有氧运动的特点是强度低、持续时间较长。减重手术后应该以中低强度的有氧运动为主，每次运动的时间不少于 30 分钟，每周坚持 3~5 次。这种运动能充分氧化体内的糖分，消耗体内堆积的脂肪，增强和改善心肺功能，预防骨质疏松，调节心理和精神状态。常见的有氧运动项目包括步行、快走、慢跑、竞走、滑冰、长距离游泳、骑自行车、打太极拳、跳健身舞、跳绳、球类运动等。对于减重手术后患者来说，游泳是理想的有氧运动方式，不仅能改善呼吸功能、心血管系统功能，游泳时新陈代谢速度快，还可以逐渐去掉体内过多的脂肪。并且，游泳需克服水的阻力而非重力，肌肉和关节不易受损，能有效保护膝关节。

2）抗阻运动：肌肉在克服外来阻力时进行的主动运动。阻力的大小根据个人肌力而定，以经过用力后能克服阻力完成运动为度。抗阻运动有利于减少脂肪，增加肌肉含量，术后建议每周进行 2~3 次抗阻运动。常见的抗阻运动有杠铃弯举、直立提拉、躬身提拉、卧推、仰卧起坐、深蹲起等。

（三）认知干预指导

肥胖尤其是肥胖症患者普遍存在焦虑、抑郁、低自尊等不良心理，术后因较难适应新的饮食模式、频繁的胃肠不适和皮肤松弛等体象改变，也容易产生负面情绪和不良的自我认知，导致其消极应对影响减重效果。为此，术后的认知干预也非常重要。

第三节　育龄妇女术后生育与妇科问题

一、肥胖症与生育能力的关系

研究表明，肥胖症和多囊卵巢综合征之间存在着密切的关系。多囊卵巢综合征是一种育龄女性生殖功能障碍和糖脂代谢异常并存的内分泌紊乱疾病，在我国育龄女性中发病率约为 6.46%，临床表现以排卵功能紊乱或丧失、高雄激素血症和胰岛素抵抗为特征，是一个综合了多个器官变化的病症，并不局限于某一个系统，因此被称为综合征。主要临床表现为月经周期不规律、不孕、多毛和痤疮等，远期并发症包括糖尿病及高脂血症。《2019 加拿大妇产科学会妊娠期肥胖管理指南》推荐对于 BMI≥40kg/m² 的肥胖症女性和有并发症的

BMI≥35kg/m² 的女性，若妊娠前通过其他措施减重失败可选择外科手术治疗。

二、肥胖症对妊娠期及妊娠结局的影响

（一）妊娠期高血压疾病

妊娠前超重、肥胖者发生脂质代谢紊乱，前列环素分泌减少，过氧化物酶增多，引起血流动力学改变和血液浓缩，导致妊娠期高血压等疾病的发生。

（二）妊娠期糖尿病

妊娠前超重、肥胖者体内多存在胰岛素抵抗，使胰岛素分泌过多，引起糖耐量受损，导致周围组织对胰岛素敏感性下降而抗胰岛素作用增加，从而使妊娠期糖尿病的发病率增加。

（三）胎膜早破

可能是体内脂肪含量过高，改变体内激素水平，从而影响了子宫收缩的频率，导致胎膜早破。

（四）增加剖宫产概率

超重或肥胖孕妇在分娩过程中存在诸多不良因素，如盆腔脂肪堆积占据盆腔空间，胎头难以入盆；腹壁脂肪过厚，第二产程难以用力。超重或肥胖孕妇易分娩巨大儿，子宫体积增大、子宫肌纤维过度伸张导致子宫收缩乏力，巨大儿可导致相对头盆不称等。这些不良因素均不利于正常分娩，增加剖宫产概率。

三、肥胖症导致女性不孕的机制

肥胖症降低女性生育能力的机制至今未被阐明。一种说法是雌雄激素失衡和雄激素的过高状态是大多数肥胖症女性生育能力下降甚至不孕的重要原因。肥胖症女性增加的体重导致体内脂肪堆积过多，影响雄激素向雌激素转化，导致高雄激素血症，而血液中雄激素水平过高又会影响垂体分泌促性腺激素，最终导致卵泡的成熟和排出过程受到影响，表现为月经不调和不孕。另一种说法

称肥胖症可能使卵泡液中代谢产物如脂肪酸发生变化，引起卵泡液的内环境发生改变，而卵泡液内环境是卵泡发育和正常胚胎形成的关键，卵泡代谢物降低了卵母细胞的质量和发育潜能，从而降低了生育率。

四、减重手术后如何备孕

减重手术后，月经不规则的情况可以得到改善，多囊卵巢综合征患者术后雄激素降低，性激素结合球蛋白增高，黄体生成素和促卵泡激素水平升高，排卵功能有所改善，生育能力较术前得到提高。通常认为接受减重手术后需要至少 12 个月后才能妊娠，这是体重减轻和代谢异常恢复所需要的时间。体重减轻最快的时期是手术后 18 个月，在这一体重迅速减轻的情况下，很容易出现营养不良和维生素缺乏，导致胎儿低体重和畸形。所以为了优化减重效果，并减少减重手术后营养缺乏可能导致的并发症，美国临床内分泌医师学会、美国肥胖学会及美国代谢与减重外科学会于 2013 年联合发表的临床实践指南建议女性在减重手术 12~24 个月后再考虑妊娠。故减重手术后 2 年内应采用正确的避孕措施，建议接受过吸收障碍型手术的女性不要使用口服避孕药，而应采用非口服避孕法（即阴道避孕环、避孕套、安全期避孕法等），LRYGB 或 LSG 术后并没有明确的禁忌。

五、减重手术后妊娠前及妊娠期管理

（一）体重管理

如果体重不增或者增加得很缓慢，可能会导致胎儿发育迟缓。为了胎儿健康，允许孕妇增加体重一般≤12kg。

（二）血糖管理

多数女性减重手术后血糖可能已经恢复正常。妊娠中晚期随着孕妇体内抗胰岛素样物质如胎盘泌乳素、雌激素、胎盘胰岛素酶等的增加，以及肥胖抑制素的参与，之前就存在胰岛素抵抗的孕妇血糖升高，从而出现隐性糖尿病显性化。既往无糖尿病的孕妇发生妊娠期糖尿病，原有糖尿病的孕妇病情加重。高血糖可使胚胎发育异常甚至死亡，流产的发生率高达 15%~30%，故应对妊娠前及妊娠期的女性进行严格的血糖监测。

（三）营养管理

对于减重手术后准备妊娠的女性和孕妇，应该重点监测和补充的营养素包括蛋白质、钙、叶酸、铁、维生素 A、维生素 B_{12}、维生素 D。

1）蛋白质：孕妇每天应保证 60g 的摄入量，并根据血清白蛋白值决定是否需要进一步补充。

2）钙：可通过监测血钙、甲状旁腺激素水平来判断是否存在钙缺乏，术后均建议每天常规补充钙剂，可选择随餐服用碳酸钙咀嚼片。枸橼酸钙对于减重手术后的患者更为适用，因其在胃酸分泌减少的情况下也能较好地被吸收，推荐剂量 1200mg/d。

3）叶酸：叶酸缺乏可导致胎儿神经管缺陷，故需在备孕时就开始补充并定期监测。孕妇常规补充量建议 $400\mu g/d$，若血浆叶酸水平低于正常，则补充剂量建议增加至 $1000\mu g/d$。

4）铁：减重手术后随着时间的推移，铁元素缺乏的概率和程度都将增加。加之部分女性患者术后会出现月经过多，因此应常规补铁。推荐补充硫酸亚铁 300mg，每天 2~3 次，配合维生素 C 使用，以增加铁吸收。定期监测血清铁、铁蛋白、总铁结合力来决定是否需增加剂量。

5）维生素 A：通常通过测定血浆维生素 A 水平来进行监测，孕妇常规补充量为 4000U/d，当血浆维生素 A 水平偏低时，可适当增加剂量，但不超过 10000U/d。

6）维生素 B_{12}：减重手术后孕妇推荐补充剂量为 $4\mu g/d$，当维生素 B_{12} 水平低于正常时，建议将剂量增加至 $350\mu g/d$。

7）维生素 D：推荐补充量为 400~800U/d，若监测到 25－羟维生素 D_3 低于正常水平，补充量可增加至 1000U/d。

（四）消化道症状的管理

可通过以下措施减轻减重手术后的倾倒综合征症状。

1）进食速度应缓慢，每餐进食时间至少达到半小时。

2）少食多餐，细嚼慢咽，避免堵塞胃出口引起呕吐。

3）在食用固体食物的半小时内避免进食流质饮食、饮料。

第九章　肥胖症外科治疗后整形及修正手术

第一节　肥胖症外科治疗后的整形与护理

一、概述

减重手术后，由于脂肪组织大量丢失，容易造成皮肤松弛。减重手术后皮肤松弛主要出现在腹部、乳房、手臂、臀部及大腿部位。多余皮肤堆积导致皮褶处不断摩擦、潮红、溃疡、感染，严重影响患者身体健康。同时，皮肤松弛还会使患者自身形象受损，给患者带来心理方面的困惑，严重影响患者生活质量。

二、病因

正常情况下，腹壁纤维组织穿过脂肪组织固定于肌肉组织和腹壁皮下组织，通过连接肌肉和腹壁皮下组织维持腹壁外形。肥胖症患者由于脂肪组织的堆积，腹壁纤维被过度拉长以致断裂。减重手术后，随着脂肪组织消耗、脂肪减少，腹壁纤维组织由于断裂和弹性丧失，纤维组织不能回缩，无法将皮肤牢固固定，以致腹壁皮肤与肌肉层分离，从而出现皮肤脱垂、折叠、堆积。

三、评估

减重手术后皮肤松弛程度可以通过匹兹堡减重体型量表（表 9-1）进行评估。

表 9-1　匹兹堡减重体型量表

部位	0分	1分	2分	3分
手臂	正常	脂肪沉积、皮肤弹性好	皮肤松弛悬垂、脂肪沉积不重	皮肤松弛悬垂、脂肪沉积严重
胸部	正常	Ⅰ/Ⅱ度下垂或严重巨乳症	Ⅰ/Ⅱ度下垂或中度容积损失或乳腺收缩	严重向内卷曲和（或）严重容积损失伴皮肤松弛
背部	正常	单层卷状堆积或脂肪沉积	多重卷状堆积和脂肪沉积	卷状下垂
腹部	正常	过多的皱缩皮肤或不伴下垂的中度脂肪沉积	皮肤悬垂	多重卷状堆积或上腹饱满
侧腹	正常	脂肪沉积	卷状堆积	卷状下垂
臀部	正常	轻中度脂肪沉积和（或）脂肪团块	严重脂肪沉积和（或）脂肪团块	卷状堆积
阴阜	正常	过多脂肪沉积	下垂	严重下垂至耻骨联合以下
股部/大腿外侧	正常	轻中度脂肪沉积和（或）脂肪团块	严重脂肪沉积和（或）脂肪团块	卷状堆积
大腿内侧	正常	多余脂肪沉积	严重脂肪沉积和（或）严重脂肪团块	卷状堆积
大腿下部/膝关节	正常	脂肪沉积	严重脂肪沉积	卷状堆积

四、手术方式

针对不同皮肤松弛部位，采用的手术方式各异，常用的手术方式有腹壁成形术、乳房固定术、大腿内侧提升术、手臂提升术。当患者需要多部位手术时，一般采用分次手术的方法。分次手术的优势在于可以减少术中出血量、缩短麻醉时间，同时避免提拉皮肤局部的阻力，也给术后并发症提供矫治的机会。

五、并发症

(一) 切口裂开和切口坏死

据报道,腹壁成形术后切口裂开率为 7.2% 左右,切口坏死率为 6.7% 左右,好发于耻骨上。其发生的主要原因是去除松弛皮肤后,皮瓣端缝合张力较高,加之广泛游离皮瓣后皮瓣远端血供差。

(二) 血肿

腹壁成形术常发生的并发症之一,表现为局部肿痛、肿胀及波动感,发现血肿应及时清除,以免影响皮瓣血运诱发感染。清除血肿后加压包扎。

(三) 皮瓣局部坏死

皮瓣分离不当容易造成坏死。小面积坏死切除坏死组织即可,对于大面积皮瓣坏死,则需要植皮修复。

(四) 血栓形成

这是腹壁成形术最严重的并发症。术后应早期下床活动和术后应用低分子量肝素预防血栓形成。

六、主要护理问题

1) 疼痛:与手术创伤有关。
2) 活动无耐力:与手术创伤、体质虚弱有关。
3) 焦虑:与身体不适及担心预后有关。
4) 潜在并发症:感染、血栓形成。

七、护理措施

(一) 疼痛护理

详见减重手术后疼痛护理相关内容。

（二）防止血栓形成

1）早期活动。①床上翻身：指导、协助患者床上左右两侧翻身，减轻背部及骶尾部的压力，利于血液循环。②上肢运动：指导患者手指、肘关节、肩关节分别做屈、伸动作，根据病情及自身能力增加运动强度。指导患者做上肢屈、展、上举、握、拉等运动。③下肢运动：指导患者趾端、足趾、踝关节、膝关节、髋关节分别做屈、伸、内翻、外翻动作，根据病情及自身能力增加运动强度。指导患者进行屈、伸、抬、蹬等动作。如病情允许早日下床活动。

2）规范静脉穿刺，尽量避免深静脉穿刺及下肢穿刺。使用足底静脉泵、间歇充气加压装置预防血栓形成。指导患者正确穿脱弹力袜。必要时使用药物治疗，如皮下注射依诺肝素钠、低分子量肝素钙、口服华法林等。

3）血栓形成后护理：指导患者绝对卧床休息，抬高患肢，制动，禁止按摩、热敷、理疗、剧烈运动，禁止静脉输液、测血压等操作。密切观察患肢肿胀程度及皮肤温度、色泽及动脉搏动情况，做好相关记录。观察有无胸痛、呼吸困难、咳嗽、咯血、休克等症状。必要时进行溶栓治疗。食用低脂、富含纤维素、清淡、易消化的饮食，忌辛辣刺激食物。多饮水，保持大便通畅。主动关心患者的心理变化，讲解相关治疗方法，使患者理解、积极配合，并树立战胜疾病的信心。

（三）心理护理

手术结束后应及时告知患者术中情况、目前的恢复情况，减轻患者因相关知识缺乏而导致的焦虑与不安情绪。可以通过同伴教育、交流相关经验、了解术后恢复情况等，帮助患者树立信心。指导患者做好日常生活护理，增加患者舒适度，改善心情。护理人员多倾听患者内心的想法，帮助患者分析相关的心理问题，给予积极的引导，改善患者负面心理。

第二节　肥胖症外科治疗后修正手术

一、概述

随着减重手术量日益增长，术后出现严重并发症和复胖问题的患者也逐渐增多。肥胖症外科治疗后修正手术发生率为5%~50%，修正手术是治疗严重并发症（如严重的胃食管反流、严重倾倒综合征、顽固性低血糖、顽固性呕吐或腹泻、吻合口狭窄、顽固性吻合口溃疡、消化道梗阻、消化道瘘、内疝、胃束带移位或胃壁腐蚀、无法纠正的严重贫血、低蛋白血症、微量元素缺乏、体重过低等）和体重减轻不足（多余体重减少率<50%或术后BMI>35kg/m²）最有效的手段。修正手术指首次减重手术失败或术后发生严重并发症，再次行相同类型或改行其他类型的手术。

二、手术方式

修正手术主要包括修理手术、修改手术和复原手术三种类型。

（一）修理手术

手术术式不变，如将原来过大的胃囊或者原来不大但术后已逐渐扩张变大的胃囊改为标准的小胃囊。

（二）修改手术

手术术式改变，原来的减重手术后因为减重效果不佳或者发生严重的并发症而将原来的术式修改为其他类型的减重术式，如将LSG改为LRYGB。

（三）复原手术

原来的减重手术后因为效果不佳或者发生严重并发症、营养不良等原因而将原来的减重术式所造成的消化道解剖结构改变恢复为正常的消化道解剖结构。如LRYGB后发生胃束带移位而将胃束带取出等。

三、手术适应证和禁忌证

（一）适应证

1）减重效果不佳：术后多余体重减少率<50％，体重值到达最下限后反弹（>15％）。

2）严重并发症保守治疗无效：如严重的胃食管反流、严重倾倒综合征、顽固性低血糖、顽固性呕吐或腹泻、吻合口狭窄、顽固性吻合口溃疡、消化道梗阻、消化道瘘、内疝、胃束带移位或胃壁腐蚀、无法纠正的严重贫血、低蛋白血症、微量元素缺乏、体重过低等。

3）首次减重手术后 BMI 仍然≥35kg/m² 或≥27.5kg/m² 且伴有严重的控制不佳的 2 型糖尿病等肥胖相关代谢病。

（二）禁忌证

修正手术的禁忌证不但包括一般手术的禁忌证，还有其特别之处，主要包括：

1）与初次手术间隔<24 个月，因术后严重并发症（如狭窄和瘘等）而进行修正手术的患者除外。

2）BMI<27.5kg/m²，因为初次手术后发生严重营养不良等并发症而需要进行修正手术的患者除外。

3）缺乏多学科团队的联合诊治。

4）患者不遵循术后的随访建议与饮食指导。

5）患者一般情况较差，难以耐受手术。

6）减重效果良好但是糖尿病等肥胖相关代谢病治疗效果不好时。

四、术前评估

1）详细了解初次减重手术的情况，分析手术效果不佳和（或）严重术后并发症出现的原因。

2）详细了解患者初次减重手术与 BMI、体脂比、每天饮食摄入量和饮食结构、有无肥胖相关并发症及其严重程度等的变化情况。

3）除了初次减重手术的常规检查，修正手术前还应常规进行胃镜、上消化道造影和全腹部 CT 检查。这有助于了解患者初次手术后的腹腔解剖情况。

4）邀请多学科团队联合诊治，特别是营养科及精神心理科，及时处理相关专科问题。

5）减重效果不佳和复胖患者建议进行至少连续 6 个月或以上的饮食控制、运动等生活方式的调整，以排除因未遵循术后指导、生活方式不良而致的减重效果不佳或者复胖。

第十章　儿童肥胖症治疗与护理

第一节　儿童肥胖症的流行病学

随着社会经济的快速发展和居民生活方式的巨大转变，儿童超重和肥胖的检出率不断上升，儿童肥胖症已经成为全球性公共卫生问题。肥胖症给儿童带来了诸多身体健康问题，如阻塞型睡眠呼吸暂停综合征、哮喘、高血压、糖尿病等。同时也会给儿童的心理健康造成影响，如自卑、抑郁等不良心理。身心不适会影响儿童的健康成长及学习和记忆能力。肥胖症也会给国家带来巨大的财政负担，据《中国儿童和青少年肥胖症外科治疗指南（2019 年版）》数据，至 2030 年，我国由儿童超重和肥胖所致成年人肥胖相关慢性病的直接经济花费将达 490.5 亿元/年。

《中华人民共和国未成年人保护法》将儿童年龄范围定义为 0～18 岁。《中国儿童和青少年肥胖症外科治疗指南（2019 年版）》将中国儿童重度肥胖定义为：BMI＞32.5kg/m² 且伴有严重代谢性疾病，或 BMI＞37.5kg/m² 且对日常生活学习造成一些影响。

一、儿童肥胖症的流行现状

过去几十年里，全球儿童肥胖症问题严峻。欧美国家和亚洲国家儿童肥胖症检出率不断攀升。

（一）欧美国家儿童肥胖症的流行现状

欧美国家儿童肥胖症的检出率高于成年人。2012 年，英国 2～15 岁儿童肥胖症检出率为 14%，超重和肥胖合计检出率高达 28%。2011 年，加拿大 5～11 岁儿童超重和肥胖合计检出率达 32.8%，肥胖检出率达 13.1%，12～17 岁儿童超重和肥胖合计检出率为 30.1%。

（二）我国儿童肥胖症的流行现状

20 世纪 80 年代，我国儿童肥胖症检出率处于较低水平，问题并不突出，7～18 岁男童肥胖症检出率城市为 0.2%、农村为 0.1%；7～18 岁女童肥胖症检出率城市为 0.2%，农村为 0.1%。20 世纪 90 年代后，我国儿童肥胖症检出率出现快速上升趋势，学生人群肥胖问题开始显现，城市学生肥胖问题尤为突出。根据 1995 年 "中国学生体质与健康调研" 报告，7～18 岁男童肥胖症检出率城市为 2.2%，农村为 0.6%；7～18 岁女童肥胖症检出率城市为 1.4%，农村为 0.4%。进入 21 世纪后，我国儿童肥胖症检出率急剧上升，根据 2014 年 "中国学生体质与健康调研" 报告，7～18 岁男童肥胖症检出率城市为 11.1%，农村为 7.7%；7～18 岁女童肥胖症检出率城市为 5.8%，农村为 4.5%。

二、我国儿童肥胖症的流行特点

1）总体上看肥胖率呈现出不断上升趋势。
2）男童肥胖率高于女童。
3）城市地区儿童肥胖率高于农村地区，但是近年来农村地区儿童肥胖率快速上升。
4）经济状况较好家庭的儿童肥胖率高于经济状况较差家庭的儿童。
5）中重度肥胖症的发生率随着年龄增加逐渐增多。

三、儿童肥胖症的病因

在儿童肥胖症中，95% 都是单纯性肥胖症，其病因不是单一因素，而是遗传因素、环境因素、社会经济文化因素、肠道菌群影响等多种因素相互作用的结果，其中环境因素中生活习惯、饮食结构是主要的危险因素。

（一）遗传因素

1）基因：肥胖症是由多种基因共同作用所致，现已发现与肥胖症有关的基因 600 多种，如 FTO 基因、瘦素基因、增食欲素基因等。

2）父母体重：父母的体重是肥胖症的一个主要影响因素，儿童肥胖症的发生具有明显的遗传倾向，同时肥胖症有明显的家族聚集性，是遗传和环境因素相互作用的结果。肥胖的父母通过遗传基因，增加子女患肥胖症的风险。若父母都肥胖，子女肥胖症发生率为 70％～80％；父母其中一方肥胖，则子女肥胖症发生率为 40％；父母都不肥胖，子女肥胖症发生率为 10％。

3）其他：母亲初潮提前会导致子女儿童期与成年期肥胖症发生率增加。母亲妊娠期体重增加过多或患有其他代谢性疾病，如妊娠期糖尿病等，也会导致子女肥胖症发生率显著增高。出生体重＞4000g 或＜2500g，均能增加儿童肥胖症风险。

（二）环境因素

致肥胖的环境因素包括膳食因素、身体活动不足。

1）膳食因素：膳食结构不合理，主要体现在脂肪摄入过多，摄入过多能量密度过高的食物，如含糖饮料、甜食、油炸食品等。饮食行为不健康，如不吃早餐、早餐营养质量差、饮料饮用率和饮用量上升。

2）身体活动不足：随着社会经济水平提高、交通条件不断改善及家用汽车的普及，儿童上下学汽车出行机会增多、步行机会减少。学习压力增大，学习时间增加导致久坐及压缩室外活动时间等。再加上电子产品的普及，看电视、手机等时间增加，而室外活动时间减少。调查显示，每天看电视时间增加 1 小时，儿童超重和肥胖率将增加 1.5％。

（三）社会经济文化因素

社会经济状况也会影响儿童肥胖症的发生。在欧美等发达国家，经济状况较好家庭的儿童肥胖发生率低于经济状况较差家庭的儿童。我国则相反，经济状况较好家庭的儿童肥胖症发生率高于经济状况较差家庭的儿童。文化因素也影响儿童肥胖症的发生率，在我国传统文化中，认为"胖"的孩子有福气、身体好，低年龄段儿童肥胖更容易得到周围人群的认可，普遍认为低龄儿童"胖"是"可爱"的象征。

（四）肠道菌群影响

肠道菌群是一类寄居在人体胃肠道中数量庞大、种类繁多的微生物群，可通过饮食与外界相互作用。肠道菌群通过影响能量平衡、调节脂肪储存、引发慢性炎症三方面影响肥胖的发生、发展。肠道厚壁菌门细菌数量增加和拟杆菌门细菌数量减少,可增加食物中能量的吸收。肠道菌群还可以通过多种途径调节机体大脑功能,影响食物摄入,如肠道菌群有助于5-羟色胺的分泌,5-羟色胺可调节胃肠道功能。同时菌群失调可诱发慢性炎症,与肥胖症和胰岛素抵抗、糖尿病的发生有一定关系。

四、儿童代谢综合征

(一) 代谢综合征的定义

代谢综合征指人体的蛋白质、脂肪、碳水化合物等物质发生代谢紊乱的病理状态,是一组复杂的代谢紊乱症候群。

(二) 儿童代谢综合征流行现状

根据2010—2012年中国居民营养与健康状况监测报告,我国10~17岁儿童代谢综合征发病率为2.4%,城市高于农村,分别为2.8%和1.9%,男童和女童分别为2.7%和2.0%;代谢综合征各组分中低高密度脂蛋白胆固醇发病率最高,为26.8%,其次是高血糖(11.5%)、腹型肥胖(11.1%)、高甘油三酯(8.8%)、高血压(6.4%)。美国第三次全国营养与健康调查结果显示,美国12~17岁儿童代谢综合征的发病率为4.7%。虽然我国儿童代谢综合征发病率低于美国等发达国家,但是仍然可以看出,代谢综合征已经在我国儿童中流行,这一健康问题不容忽视。

(三) 儿童代谢综合征与肥胖症的关系

肥胖症为代谢综合征的重要诱因,同时代谢综合征也可加重肥胖症。代谢综合征发生、发展的关键因素和核心环节为腹型肥胖。腹型肥胖又是代谢综合征的一个重要临床表现,也是高脂血症、2型糖尿病、高血压病、冠心病等的重要危险因素。据统计,2014年全球18岁及以上的成年人中有超过19亿人超重,其中6亿人患有肥胖症。代谢综合征的发生率随着BMI升高而增加,且腹型肥胖是独立于BMI的危险因素。肥胖与代谢综合征的发生密切相关。我国8省市儿童流行病学调查显示,肥胖症儿童代谢综合征发病率为23.9%,而非肥胖者儿童为0.7%。

第二节　肥胖症对儿童健康的影响

　　肥胖症严重影响儿童的身心健康，可导致儿童出现阻塞型睡眠呼吸暂停综合征、哮喘，影响学习和记忆能力，也容易造成个体自卑、抑郁等不良心理，甚至还会给儿童带来高血压、糖尿病等原本只出现在成年人中的疾病。儿童肥胖症问题已成为亟待解决的公共卫生问题，人们对儿童肥胖症的关注程度也越来越高。肥胖症不仅可对儿童期的生长发育产生极为不良的影响，而且对成年期的健康也可产生重要影响。

一、肥胖症对儿童心血管系统的影响

　　美国 Muscatine 研究中心的研究结果证明，肥胖症儿童的 BMI 或皮脂厚度与总胆固醇、甘油三酯、低密度脂蛋白胆固醇、极低密度脂蛋白胆固醇水平成正相关关系，与高密度脂蛋白胆固醇成负相关关系。最大耗氧量是反映人体在极量运动负荷状态下心肺功能水平的重要指标。国内一些研究表明，肥胖症儿童的最大耗氧量相对值、最大耗氧－脉搏相对值、最长耐受时间、肺活量指数等显著低于非肥胖症儿童。可见肥胖症儿童有氧运动能力下降，心肺功能受到一定损伤。其原因可能是过量脂肪作为日常生活中的超额负荷，使心肺系统长期处于过度疲劳状态，使每搏输出量降低，影响有氧运动能力的发展。

　　肥胖症儿童中高血压发生率较正常体重儿童明显增加，且肥胖程度越高的儿童，其收缩压和舒张压水平也越高。肥胖症是儿童患心血管疾病的重要危险因素。

二、肥胖症对儿童内分泌系统的影响

　　在一般人群中，2 型糖尿病的检出率大约为 $0.65‰$，然而在超重和肥胖的儿童中，这一比例显著上升至 $2.48‰$，是一般人群的 3.8 倍。2 型糖尿病在儿童糖尿病中占比约 43%。超重和肥胖的儿童更容易发展为 2 型糖尿病，体重的增加是该病的一个独立危险因素。特别是腹型肥胖，它会导致胰岛素抵抗，迫使胰岛 β 细胞过度工作，最终可能损害胰岛功能，从而引发 2 型糖尿病。研究还发现，相较于非肥胖症儿童，肥胖症儿童的糖代谢指标明显异常。肥胖症儿童的内脏脂肪量与高胰岛素血症直接相关，且与胰岛素敏感性成负相关关系。

超重和肥胖不仅与 2 型糖尿病的发病密切相关，还可能加剧代谢综合征的代谢异常，包括高血糖、高胰岛素血症、高脂血症和高尿酸血症等。超重和肥胖对内分泌系统的危害之一是增加患 2 型糖尿病的风险，而一旦患病，2 型糖尿病通常是不可逆的，患者需要终身管理。

三、肥胖症对儿童呼吸系统的影响

相较于体重正常儿童，肥胖症儿童更易患上哮喘。据 Beuther 等的研究分析，超重和肥胖者在 1 年内哮喘的比值比（OR）为 1.51。随着 BMI 的增加，哮喘的发生率也随之上升。对超重和肥胖的受试者与体重正常的受试者进行 1 年以上的随访研究发现，男性的哮喘 OR 为 1.46，女性则为 1.68，其中肥胖症者的 OR 明显高于仅超重者。

在睡眠呼吸障碍方面，曹玲等对北京地区 6~18 岁儿童的研究发现，肥胖症儿童中睡眠呼吸障碍的发生率约为 38.7%，这一比例显著高于正常体重儿童。此外，肥胖还可能引起儿童阻塞型睡眠呼吸暂停综合征，国外研究数据显示，超重或肥胖儿童中阻塞型睡眠呼吸暂停综合征的发病率在 24%~61%。重度肥胖症还可能导致肥胖性低通气，进而引发红细胞增多症、肺动脉高压和肺心病。

阻塞型睡眠呼吸暂停综合征导致夜间频繁觉醒和睡眠不足，不仅加剧了体重的增加，而且睡眠不足还会导致儿童白天出现疲劳、活动减少和食欲增加，长期下来可能会导致体重的进一步增加。因此，肥胖症对儿童的呼吸系统健康构成了重大威胁。

四、肥胖症对儿童体质的影响

肥胖症儿童由于体重负荷过重、心肺功能受限，在一定程度上影响了正常体质的发育。Schlicker 对美国儿童的体质进行一项研究发现，肥胖症儿童的体质较一般儿童差。另一研究表明，肥胖症儿童大脑处理外界信息和控制肢体反应的速度可能较慢，过多的脂肪可能减缓肌肉收缩速度和爆发力，而超重的体重可能影响身体的协调性和灵活性。肥胖症儿童的心肺功能可能较差，导致他们的有氧运动能力下降，进而影响活动耐力水平。

超重或肥胖也可能对儿童的身体发育产生影响。刘宝林等对7～12岁肥胖症儿童骨骼发育的观察研究表明，肥胖症儿童的平均骨龄比正常儿童高，男童高0.6岁、女童高0.7岁，这表明肥胖症可能影响儿童骨骼的生长发育。在李岩等的研究中，通过对7～13岁小学生的形体和功能各项指标的比较，发现肥胖症儿童在身高、坐高、体重、胸围、上臂围、大腿围、肩宽和骨盆宽等指标上通常高于一般儿童，进一步证实了肥胖症对儿童生长发育的影响。

五、肥胖症对儿童心理健康的影响

人们普遍对于肥胖都有一种偏见，认为肥胖是懒惰、笨拙、缺乏自制力的表现。由于体型影响、动作不灵活，肥胖症儿童在日常生活的各方面表现往往落后于体重正常儿童，易受到别人的歧视。国内有报道认为，47%的非肥胖症儿童和8%的肥胖症儿童不愿意与肥胖症儿童交往，与非肥胖症儿童相比，肥胖症儿童被拒绝的比例更高，常受别人取笑，同伴关系差。社会对肥胖的偏见与歧视，使肥胖症儿童不被同伴及其他人喜欢，其社交孤独及同伴问题较严重，社会接受性低。因此，肥胖症儿童较非肥胖症儿童有更多的心理问题，而且女童比男童发生心理问题的危险性更大。心理问题常导致肥胖症儿童的社会适应能力、活动、社交及学习能力降低，常表现为内向、抑郁、焦虑等行为。此外，肥胖症还影响儿童的自我评价。国内有研究发现，肥胖症儿童的自我评价得分显著低于体重正常儿童，与肥胖程度有显著相关性。

六、肥胖症对儿童智力的影响

肥胖症儿童的智力是否受到影响，目前仍是一个争论的焦点。有研究发现，肥胖症小学生的韦氏言语智商、操作智商及总智商均显著低于体重正常儿童，学习成绩显著较体重正常儿童差，且对自我学习状况、师生关系及同伴关系的满意度均较体重正常儿童低。但也有研究报道，肥胖症儿童的智力与体重正常儿童差异无统计学意义。因此学者认为，肥胖症儿童的学习表现差并不是由于智力的影响，而是由于肥胖症儿童的精神负担重、心理压力大，不能专心于学业。同时，在学校中与同伴及教师关系不良，影响了肥胖症儿童的情绪，使其学习动机受损，进而影响了其智力潜力的充分发挥。

第三节　儿童肥胖症的行为治疗

造成儿童肥胖症的原因除了遗传因素，还有后天的环境因素。短时间的大强度运动或者节食会产生一定的减重效果，但之后又极易出现体重的反弹。

认知行为疗法（Cognitive-behavioral therapy，CBT）是一种起源于心理学领域的精神疗法。认知行为疗法是由美国学者贝克（A. T. Beck）在20世纪60年代提出的，涵盖认知和行为两个方面。认知行为疗法的目的不仅是改变患者的行为表现，更重要的是通过分析和调整患者的思维方式，提出具体的改变策略，以纠正错误的心理认知，从而改善外在行为。治疗过程中，专业心理治疗师的指导和家属的辅助监督相结合，帮助肥胖症儿童逐步摒弃那些可能导致肥胖症的不良心理和行为习惯，消除负面情绪，形成健康的心理状态和生活方式，以提高治疗效果。

普遍认为，除遗传因素，后天环境因素是导致肥胖症的主要原因，包括生活方式和社会因素等。生活方式主要是饮食过量或运动不足，而社会因素则包括家庭经济状况和父母的受教育程度。家庭的经济状况影响儿童的营养摄入，父母的受教育程度则关系到他们能否为孩子提供健康的生活方式。

目前，认知行为疗法已被广泛应用于成年人和儿童的肥胖症治疗中。该疗法认为个体的认知模式对其情绪和行为有显著影响，因此改变肥胖症患者的错误认知在治疗中至关重要。通过纠正不良的饮食习惯和锻炼方式，提供科学的运动指导，帮助肥胖症儿童建立合理的饮食和生活习惯，从而深刻影响肥胖症儿童的心理认知和生活方式，提高他们对问题严重性的认识，促进减重。改善肥胖症儿童对肥胖的认知是行为纠正的关键。认知行为疗法有助于肥胖症儿童有效改变不良生活习惯，增强自信，培养积极运动和健康饮食的习惯，有效预防因肥胖症引起的负面情绪和体重反弹，实现长期的健康效果。

第四节　儿童肥胖症的外科治疗

饮食、运动和改变生活方式相结合，已成为治疗儿童肥胖症的主要手段。然而，生活方式管理的结果常令人失望，认知行为疗法也很少起效，特别是对年龄相对大的儿童和严重肥胖者，药物选择和膳食替代治疗效果的数据有限。减重手术在成年人中已被广泛证实其安全性和有效性，虽然目前尚无非常充分的证据推荐儿童采用减重手术，但已经引起了越来越多的关注。

一、儿童减重手术现状

尽管有足够的证据支持减重手术的有效性，但仍然只有少部分严重肥胖症的儿童接受了减重手术治疗，美国 8 个医疗中心收治的 18008 例 14～15 岁严重肥胖症儿童中，仅 541 例（3％）接受了减重手术。在决定是否进行手术之前，关于内科治疗的持续时间及与手术相关的具体要求存在不确定性，这在转诊医生中是一个普遍问题。调查中发现，有 50％的受访医生建议在手术之前实施为期 12 个月的体重监测和管理计划。虽然大多数医护人员认同减重手术可以作为治疗儿童肥胖症的一种手段，但实际上只有少数内科医生会向儿童推荐这种手术。许多医生担心减重手术可能仅仅是一种对症治疗，而并非根本性解决问题的方法。

在美国进行的一项针对儿科医生和家庭医生的抽样调查中，大约有 50％的受访医生表示不推荐肥胖症儿童接受减重手术。这与美国代谢和肥胖手术协会（American Society for Metabolic and Bariatric Surgery，ASMBS）的指南推荐有所出入，因为大多数受访医生认为进行减重手术的最低适宜年龄应为18 岁。

这一情况在我国更加严峻。即便在成年肥胖症患者中，由内科医生推荐进行手术治疗的比例也相对较低。肥胖症儿童的转诊更是受到多种因素的影响，包括对术后患者管理责任的担忧，以及对手术可能对患者长期生长发育造成的不利影响的顾虑等。为了应对这些挑战，国内的减重外科医生持续进行研究和探索，并据此制定了相应的治疗指南。2015 年，国内的研究报道了手术治疗儿童肥胖症的临床效果。研究结果显示，LAGB 和 LRYGB 在短期内的减重效果是相似的，且没有出现严重的并发症。然而，LRYGB的营养相关并发症发生率相对较高。

二、儿童减重手术适应证

由于儿童身体及智力处于发育阶段，同时家庭、社会对儿童的肥胖负有一定责任，儿童的减重手术治疗相对应更加慎重。儿童肥胖症诊断标准不同于成年人，不同国家、不同人种在儿童期的发育速度不同，社会背景差别很大。目前，儿童肥胖症行减重手术的适应证还存在一些争议。

（一）ASMBS指南中的手术适应证

1）BMI$\geqslant$35kg/m^{2}或BMI$\geqslant$第95百分位数的120％，且伴有严重并发症，包括阻塞型睡眠呼吸暂停综合征［睡眠呼吸暂停低通气指数（AHI）>5)］、2型糖尿病、特发性高颅压、非酒精性脂肪性肝炎、特发性非生理性膝内翻畸形、股骨头骨骺滑脱、胃食管反流病、高血压。

2）BMI$\geqslant$40kg/m^{2}或BMI$\geqslant$第95百分位数的140％（以两项中较低者为准）。

ASMBS指南认为，在评估手术指征时不必考虑Tanner分期和骨龄。2018年该指南的变化体现了管理严重症肥胖儿童理念的重大转变，其建议将改变生活方式、药物治疗和外科手术作为治疗策略，但关于手术时机和最低手术年龄仍有争议。ASMBS指南根据WHO对青春期的定义建议最低年龄为10或11岁。当然，对于年龄$\geqslant$16岁的患者，通常已经达到生理和心理成熟，也足以理解手术的复杂性和其对自己的终身影响。

（二）我国的手术适应证

中国医师协会外科医师分会肥胖和糖尿病外科医师委员会发布的《中国儿童和青少年肥胖症外科治疗指南（2019年版）》中提出的手术最低适应证如下。

1）BMI>32.5kg/m^{2}且伴有至少2种肥胖相关的器质性并发症，或者BMI>37.5kg/m^{2}且伴有至少1种肥胖相关并发症（如阻塞型睡眠呼吸暂停综合征、2型糖尿病、进行性非酒精性脂肪性肝炎、高血压病、血脂异常、体重相关性关节病、胃食管反流病和严重心理障碍等）。

2）通过饮食调整、坚持运动及正规药物治疗等未能达到显著减重目的的患者。

3）年龄在 2～18 岁，年龄越小者，手术越需要谨慎。

4）经过心理评估，患者本身依从性好，或者家属有能力严格配合术后饮食管理。

三、儿童减重手术方式

目前，应用于儿童的减重手术方式主要为 LSG 和 LRYGB。

（一）LSG

LSG 是一种胃部分切除术，切除胃大弯的大部分。其原理是减少胃的容量，降低刺激产生饥饿感的激素分泌。LSG 的优点是不会改变胃肠道的生理状态及正常的吸收和分泌功能，手术相对简单，风险较小，并发症较少，并且治疗效果良好。

（二）LRYGB

LRYGB 一方面通过在胃的上部建一个小胃囊，限制食物摄入量，另一方面通过远端空肠和小胃囊吻合，使食物不经过胃大部、十二指肠和空肠上段，从而极大地控制食物摄入和吸收。LRYGB 在控制血糖方面效果良好，使患者在减重的同时 2 型糖尿病也得到缓解，减少服药或注射胰岛素剂量，甚至可以不再服药或注射胰岛素。

四、儿童减重手术预后

（一）体重减轻

大多数儿童在接受 LSG 和 LRYGB 后在短期至中期（术后 1～3 年）出现有临床意义的体重减轻和 BMI 降低。

（二）并发症改善

减重手术可使儿童的大多数肥胖症并发症获得治愈或者改善，其中糖尿病、高血压、高脂血症、阻塞型睡眠呼吸暂停综合征等改善程度最明显。体重减轻对儿童自卑、孤独、缺乏自信心等负面情绪也有极大帮助，能明显提高儿童的生活质量。

（三）营养并发症

儿童减重手术的长期并发症主要是营养方面，特别是缺乏铁、维生素B_{12}、维生素 D 和维生素 B_1 的风险较高，可能会影响儿童的身体发育。对于减重手术儿童需要进行长期监测和管理，终身补充维生素和微量元素非常重要。

（四）减重失败

儿童及其家庭对减重手术没有正确的认识，错误地认为减重手术是一劳永逸的，仍继续之前的不良生活习惯，导致复胖。

五、儿童减重手术相关伦理问题

儿童发育尚未完善、世界观尚未健全、经济尚未独立，均影响减重手术的决策及术后管理。肥胖症儿童的术前评估需要包括精神科、儿科、减重外科及放射科医生等共同参与，并且需要家长或监护人参与，无论是手术方式还是减重效果，必须考虑儿童的成熟度、心理健康、应对技能和家庭影响，包括其接受减重手术的动机、饮食习惯和家庭关系。批准手术需要多学科及家长或监护人共同决策。出于伦理原因，进行手术的决定必须由儿童自己决定。儿童必须有成熟的思维，才能充分了解手术的风险和益处、潜在的长期并发症，以及坚持饮食和生活方式改变的必要性。家长或监护人的同意仍然是减重手术成功的决定因素。

因此，在儿童接受减重手术前，需进行的评估内容如下。

1）儿童心理功能状态（学校心理健康提供者的信息、儿童行为检查表、贝克抑郁量表、身体形象或自尊测量及药物滥用史）。

2）健康相关生活质量评估。

3）发育和认知功能筛查或评估。

4）学习史。

5）家庭功能和确定压力源（如经济压力、身体和精神疾病、父母离婚和地理障碍）。

6）社会功能。

7）体重管理和手术的特定因素，如医疗状况和依从性、减重手术史、认知和期望、饮食和体重史、饮食习惯（如不适应或暴饮暴食行为）、活动习惯和改变动机。

　　尽管我国儿童肥胖症的发病率正在迅速上升，但社会整体对这一问题的认识仍然不足，对儿童肥胖症的关注和采取的干预措施有限。虽然现有的大量文献支持减重手术在实现长期减重和改善相关并发症方面的潜在益处，但许多肥胖症儿童及其家庭仍面临如何了解和接受减重手术的难题。初诊医生对于推荐减重手术的态度存在差异，部分接诊医生对减重手术的了解也不够充分。对于可能适合手术治疗的肥胖症儿童，转诊的延迟可能是由信息不对称或对手术的恐惧和担忧引起的。

　　儿童正处于生长发育的关键阶段，家长往往很难因为孩子的肥胖问题而立即决定进行减重手术。然而，如果不进行及时的外源性干预，已经发生肥胖的儿童在进入青春期后可能会经历更快速的体重增长，更早地出现相关并发症，且预后可能更为不佳。目前，针对肥胖症儿童的减重手术仍在积极探索和研究之中。随着更多临床报道和高质量研究结果的涌现，我们期待在手术适应证、手术方法等方面获得更多的科学证据，以指导临床实践。

第五节　儿童肥胖症的外科护理

　　我国的减重手术技术已经较为成熟，在成年人中也已证实其安全性和有效性，儿童通过减重手术来减轻体重及缓解肥胖带来的一系列代谢性疾病在越来越多的循证医学上得到证实。随着减重手术的普及，选择减重手术的肥胖症儿童也越来越多。

一、主要护理问题

1）舒适度的改变：与患者术后疼痛有关。

2）营养失调：与患者术后进食量少有关。

3）活动无耐力：与术后创伤、体质虚弱有关。

4）焦虑：与担心术后减重效果不佳有关。

5）知识缺乏：缺乏减重手术及其注意事项的相关知识。

6）潜在并发症：出血、肺部感染、恶心、呕吐。

二、主要护理目标

1）患者疼痛缓解或不感到疼痛。

2）患者营养满足机体需要，营养状况得到改善。

3）患者活动耐力增强，确保活动的有效性与安全性。

4）患者焦虑情绪减轻或消失，配合治疗及护理。

5）患者了解减重手术相关知识，并积极配合。

6）未发生相关并发症。

三、护理措施

（一）术前护理措施

1. 术前评估及沟通

术前应完善的一般检查：病史询问，身高、体重、BMI、血压、腰围、颈围和生长发育情况等测量。

术前应完善的实验检查：空腹血糖、OGTT、糖化血红蛋白、血脂、促甲状腺激素、性激素、微量元素及维生素水平等。

术前应完善的辅助检查：心电图、心脏彩超、呼吸睡眠监测、幽门螺杆菌检测，必要时查骨龄等。

还需进行个体化的精神心理因素评估。对儿童及其监护人进行相关的健康教育，使其对减重手术有一个全面的认识，并在术后能够积极配合治疗护理与加强自身的管理，了解儿童及其监护人对术后减轻体重的期望。

2. 心理护理

肥胖症不仅对儿童的身体健康造成影响，还可能引发心理问题。鉴于儿童独立解决问题的能力相对较弱，因此，关注他们的情绪和心理状态显得尤为重要。当儿童通过饮食控制或运动未能有效减重时，他们的自信心可能会受到打击。此外，由于社会对肥胖的偏见和歧视，儿童可能会产生自卑感和孤独感。在这种情况下，提供积极的心理支持和疏导是非常关键的。与肥胖症儿童进行深入而有效的沟通，鼓励他们表达自己的感受，并根据他们的心理状况，制订个性化的心理护理计划。促进肥胖症儿童之间的互动交流，帮助他们建立信心、放松心情，并为手术做好积极准备。

3. 术前基础护理

为肥胖症儿童提供一个安静舒适的病室环境，确保床单和被褥的清洁卫生。肥胖症儿童应穿着舒适、合身的病员服，保证良好的休息和睡眠。

4. 术前准备

肥胖症儿童需要做好个人卫生，包括手术部位的皮肤准备，并按照医生的指导进行手术部位的标记。术前需遵守禁食禁饮的规定，进行必要的肠道准备。此外，肥胖症儿童还应练习术后可能需要的卧床肢体活动，包括床上小便和大便练习，以便于术后的恢复。

（二）术后护理措施

1. 体位与活动

在全麻手术后，儿童未完全清醒前，应采取去枕平卧位，同时进行心电监护和吸氧，以密切监测儿童的生命体征。一旦儿童清醒且病情允许，可协助其改为半卧位，并帮助儿童进行翻身和肢体功能锻炼。若观察到心率异常加快、血压下降、尿量减少等情况，应考虑到可能存在出血或血容量不足的风险，应立即通知主治医生，并积极配合处理。

2. 切口观察

即使腹腔镜手术的切口较小，也需密切观察切口是否有渗血或渗液，以及是否出现红肿、发热等感染迹象。一旦发现敷料被污染，应及时更换，以预防感染的发生。

3. 营养支持

术后儿童可能因进食量减少而无法满足身体的营养需求，此时应根据医嘱通过静脉途径补充所需营养。同时，协助儿童进行适度活动，以促进胃肠功能的恢复，并确保肠内营养的及时跟进。

4. 疼痛护理

为儿童提供一个安静舒适的病室环境，并提供心理疏导，帮助儿童转移注意力。合理利用镇痛泵控制疼痛，如疼痛剧烈难忍，应遵医嘱使用镇痛药。在儿童病情稳定后，协助其调整至半卧位以减少手术切口的张力。指导儿童进行平稳的呼吸，并在咳嗽时保护切口，以减轻疼痛。

5. 引流管的护理

确保引流管妥善固定，避免在儿童翻身时造成牵拉、打折或受压，以保障引流的通畅。定期更换引流袋，防止感染，并时刻警惕引流管堵塞的情况。同时，要密切观察并准确记录引流液的量、颜色及性质。

6. 严密观察病情

持续关注儿童生命体征的变化，及时了解各项检查结果，并注意儿童术后的情绪变化，以便及时发现并处理可能出现的并发症。

四、并发症的处理

（一）出血

密切关注儿童的神志和生命体征，切口渗血渗液情况，腹部体征和引流液的量、颜色及性质。如果出现出血的征兆，要及时与医生沟通，合理使用止血药，甚至做好手术止血的准备。

（二）肺部感染

术后儿童可能因身体虚弱、咳嗽无力，或由于手术切口的疼痛而不愿咳嗽，这些因素都可能导致痰液在肺部积聚，从而增加肺部感染的风险。为了预防肺部感染，护理人员应协助儿童定期翻身和拍背，同时鼓励儿童进行深呼吸，并指导他们采用正确的咳嗽和咳痰技巧。在儿童生命体征稳定且病情允许的情况下，应鼓励儿童根据自身能力适度活动，逐步增加活动量，以增强体质。此外，应按照医嘱合理使用镇痛药，帮助缓解因咳嗽引起的疼痛，从而鼓励儿童积极地进行咳嗽排痰。

（三）恶心、呕吐

恶心、呕吐是全麻术后常见的反应。在呕吐时，儿童应采取平卧位，并将头部偏向一侧，以防止呛咳和误吸。术后一旦病情稳定，可以适度抬高床头，有助于减轻恶心感。对于恶心、呕吐较为严重的儿童，应根据医嘱使用止吐药。通常情况下，这些症状在术后1~2天内会逐渐消退。

五、随访

对于重度肥胖症儿童，减重手术是一个有效且安全的途径。它不仅可以帮助减轻体重、改善肥胖相关并发症，还能促进健康饮食和生活方式的形成。定期的术后随访对于评估手术效果至关重要，它使医疗团队能够监测儿童的体重变化、营养状况，以及评估糖尿病、高血压、血脂异常、心肺功能等问题的治疗效果，并根据需要及时调整治疗计划。

术后，重要的是培养儿童良好的饮食和运动习惯，同时防止可能出现的微量元素缺乏。为了确保手术效果并预防体重反弹，对儿童进行长期、有计划的随访和健康监测是非常关键的。建议在术后第 1 年内至少安排 3 次门诊随访，之后则每年进行 1 次随访。